Biblioteka Japanorama

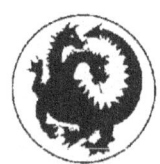

Crteže zmajeva u ovoj knjizi specijalno za ovo izdanje
napravio je slikar-grafičar Ljubivoje Lazić

Mićiko Norimoto

TAJNE LEPOTE JAPANKI

Drugo prošireno i dopunjeno izdanje

Preveo i priredio

Dragan Milenković

Beograd 2014

Naslov originala:

Japanese Women Beauty Secrets

Ilustracije:

Irena

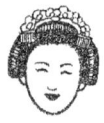

1. JAPANSKI NAČIN ŽIVOTA

Najstarija osoba u Japanu – žena koja ima preko sto godina – je u jednom televizijskom intervjuu, otkrila tajne svoje dugovečnosti:

- Život relativno oslobođen briga, zahvaljujući okruženju mirnih i složnih članova porodice.
- Puno ishrane u japanskom stilu (odnosno, svakodnevna raznovrsnost hrane služene u manjim porcijama sa malom količinom masti).
- Redovne i česte kupke, na japanski način.
- San čitave noći, i to redovno svake noći.

Njeni saveti teško da su novost za većinu Japanaca, koji i u 21. veku pokušavaju da žive u tesno povezanim porodičnim grupama, svako veče se kupaju, i odlaze relativno rano na spavanje.

Pored toga, za japansku ishranu – koja je već sama po sebi zasnovana na pirinču, ribi i povrću – mnogi stručnjaci smatraju da je veoma zdrava. Dok za neku osobu sa Zapada ove osnovne navike u ishrani i životni stil mogu izgledati kao proračunate strategije za postizanje dugovečnosti, za Japance je to jednostavno najobičniji način života.

Pa ipak, sada, kada je stopa dugovečnosti u Japanu priznata kao jedna od najviših u svetu (Japanke su na početku 21. veka dostigle prosečni životni vek od

86 godina, što je svetski rekord), sve više i više ljudi sa Zapada zanima se za otkrivanje, a možda i pridržavanje, tih japanskih navika.

Kakve sve ovo ima veze sa lepom kožom i kontrolom težine? Zdravlje, lepota i dobra forma su tesno povezani. Ako se pridržavate zdravog životnog stila, ne samo da ćete živeti duže, već ćete takođe živeti i lepše.

Ako ste ikada žudeli za lepšim tenom, ako ste ikada želeli da budete vitkiji – i to zauvek! – i ako se nadate da uživate u dobrom zdravlju i posle svoje 80-te godine, onda svakako nastavite da čitate ovaj tekst, jer ćete u njemu otkriti sve što vam je potrebno o načinu života koga se žene u Japanu pridržavaju već vekovima.

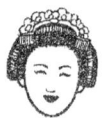

2. „JAPANKE – LEPOTA I ZDRAVLJE"

Na najudaljenijim ostrvima na istoku, Japan je uvek predstavljao zagonetku za nas u Evropi. Prvi je o njegovom postojanju javio Marko Polo, koji je za tu zemlju saznao dok je boravio u Pekingu, ali smo prva prava direktna svedočenja mogli da dobijemo tek krajem 19. veka.

Prve značajnije tekstove o Japankama objavio je Grk-Irac naturalizovani Amerikanac Lafkadio Hern, koji se i sam oženio Japankom i sa njom živeo do kraja života. On prvi govori o posebnosti tih žena, „obrazovanih da udovolje muškarcu", a priču o nesrećnoj ljubavi Japanke i stranca kasnije (1887.) u delu „Gospođa Hrizantema" za nas je napisao francuski pisac Pjer Loti, koji je, kao pomorski kapetan, boravio u Japanu i imao romansu sa Japankom. Lotijev roman bio je delom podloga za libreto opere italijanskog kompozitora Đakoma Pučinija „Madam Baterflaj", u kojoj nesrećnu Japanku Ćo Ćo San takođe napušta pomorski kapetan Evropljanin.

Tek nam je 20. vek, sa prodorom japanske umetnosti, filozofije i mnogih drugih znanja u Evropu i ceo svet, doneo više saznanja o Japankama, neobičnim ljupkim ženama, koje vezane dugim nitima tradicije i danas znaju da žive na drugačiji način i od života dobiju mnogo više nego drugi – čemu verovatno zahvaljuju i svoj dugi životni vek. Zbog te posebnosti Japanki kasnije je snimljeno mnogo filmova, napisano mnogo romana, a u većini njih Zapadnjak sanja, ili uspeva da ostvari ljubav sa Japankom (setimo se samo starog filma „Sajonara", sa Marlon Brandom, ili novijeg „Poslednjeg samuraja" sa Tomom Kruzom).

Ali, tek će nam ovakva jedna knjiga, o tome šta učiniti da se makar deo znanja tih egzotičnih žena, usvoji i u Evropi, osim romantičnih osećanja doneti i praktične koristi. Jer živeti zdravo i dugo i biti što duže ljubak i lep, zar to nije najveća tajna?

***

Na prvi pogled, Japanci današnjice izgledaju – a to i oni sami smatraju – kao da u potpunosti slede uticaje sa Zapada. Tradicionalna japanska odeća, kimono, rezervisana je samo za ceremonijale i neke druge retke prilike, ukoliko se uopšte i nosi; ručak za učenike u školi često se sastoji od hrane koja uopšte nije tipična za ovo podneblje - hamburgeri, špageti ili sendviči. Pa opet, Japanci se trude da sve što prihvataju iz inostranstva prilagode sopstvenom ukusu.

Salate tipične za Zapad se služe ne samo za ručak i večeru, već takođe i uz doručak. Hamburgeri mogu biti punjeni omiljenom japanskom hranom, belim pirinčem, dok u obližnjoj piceriji možete dobiti picu sa prelivom od kukuruza ili sipe. Privid zapadnjaštva u Japanu krije čvrstu orijentalnu tradiciju uravnoteženosti, zasnovanu na verovanju da hrana i lekovi potiču iz istog izvora (i šjoku do gen). Odgovarajuća izreka za ovo na Zapadu bi bila ˜čovek je ono što jede".

Japanci prihvataju zapadnjačku hranu i običaje, ali na sebi urođen način, i u razmerama koje su usklađene sa njihovim sopstvenim životnim stilom.

Promućurnom posmatraču neće biti teško da prepozna ˝tajne˝ dobrog zdravlja Japanaca. Kao što je to objasnio jedan vitalan Japanac u godinama, razumne navike u ishrani i redovne kupke (koje uključuju i kupanje i opuštanje) svakako stoje iza izuzetne stope dugovečnosti u ovoj zemlji.

Nijedan od ova dva faktora nije neki pomodni novitet niti nedavno otkriće uneto u životni stil. Pre bi se moglo reći da hrana sa niskim procentom masnoća i vrele kupke čine način života koji je razvijan i održavan već vekovima.

Relativna inferiornost, u materijalnom pogledu, japanskog doma neke porodice koja pripada srednjoj klasi prema domu odgovarajuće porodice na Zapadu možda će iznenaditi strance, ali nesumnjivo je da – uprkos ograničenjima koja se javljaju zbog prenaseljenosti u njihovoj zemlji – Japanci zaista žude za životom i istinski uživaju u njemu. Japanske kuće i danas se uglavnom prave od drveta, jednostavno su uređene, a u većini kuća i stambenih zgrada u japanskim gradovima centralnog grejanja uopšte nema. Razlog za to je veoma jednostavan. Japanci nisu štedljivi, već oni misle da je preterana zagrejanost prostorija nezdrava, pa i dalje žive u hladnim prostorijama, često dobro obučeni, a zagrevaju se toplom hranom i veoma toplim kupkama.

Ritual kupanja

Jedan od najboljih primera za to da Japanci umeju da uživaju u životu je ritual kupanja. Kupanje je neodvojivi deo japanske svakodnevnice, sastavni deo najprijatnijeg rituala opuštanja posle napornog dana. Statistike kažu da se najveći broj Japanaca, preko 97 odsto, kupa svakog dana bar jedanput, jer, čak i da nema kupatila u svome stanu, u japanskim gradovima postoji veliki broj javnih kupatila.

Japanci se odvajkada kupaju u veoma toploj vodi, zatopljeni skoro do brade, a njihov način kupanja je ne samo svojevrstan ritual, nego i čitav sklop fizičkih vežbi i samomasaže, koji se svakodnevno izvodi. Japanske kade su veoma duboke, tako da čovek može da se potpuno zatopi i zagreje, a ulasku u kadu prethodi pranje tela van nje, jer jednu istu vodu za kupanje (zatapanje) koristi čitava porodica.

Tajna japanskog kupanja je da voda u kadi služi za zagrevanje i relaksaciju, a da se pre ulaska u nju, telo više puta nasapuna i istrlja oštrim peškirima ili četkama, pa tek kada se dobro opere, ulazi se u kadu, da bi se opustilo, prepustilo razmišljanju i relaksaciji. Voda u kadi ostaje tako čista za onog člana porodice koji dolazi sledeći.

A, kada su zime hladne, kada su planine pune snega, jedino što može da zagreje bolje od svake peći je kupatilo u predelima toplih mineralnih izvora – ONSEN. Onsen bukvalno znači topli izvor, a kada dodju zimski dani, banje sa mineralnim toplim izvorima glavni su hit japanskih turističkih agencija.

Japanska ostrva iznikla su posle serije vulkanskih erupcija i tektonskih poremećaja na okeanskom dnu, na šta podseća najveći broj živih vulkana, mnogo njih pritajenih i ugašenih i preko 1800 toplih mineralnih izvora i gejzira, kojih ima širom zemlje. Topli izvori rasprostranjeni su od krajnjeg juga, do severnih predela, u blizini Sibira. U velikom broju toplih izvora temperatura vode je izmedju 60 i 80 stepeni Celzijusa, a ima i onih u kojima voda bukvalno neprekidno ključa, pa se stiče utisak da je Japan zemlja koja leži na jednom velikom vrelom kotlu.

Tople mineralne izvore Japanci koriste za kupanje i lečenje više od dve hiljade godina. Dokaz za to su stari zapisi, crteži, slike, ali i imena mnogih gradova, sela, pojedinih predela, u kojima se sadrži reč topao: Atami (toplo more), Atagava (vruća reka), Juzava (vrela močvara)...

Vreli izvori ONSEN, u kojima Japanci vole da se zatapaju i relaksiraju, bili su i prvi začetak demokratije, jer, iako je veliki broj toplih banja uredjivan za velikaše i samuraje, uvek je ostajalo dovoljno toplih izvora u kojima su usred najhladnije zime mogli da se okupaju i pripadnici nižih društvenih grupacija.

U predelima toplih izvora ima kupatila u zatvorenom, koja su uređena ili kao javna kupatila, u kojima svako može

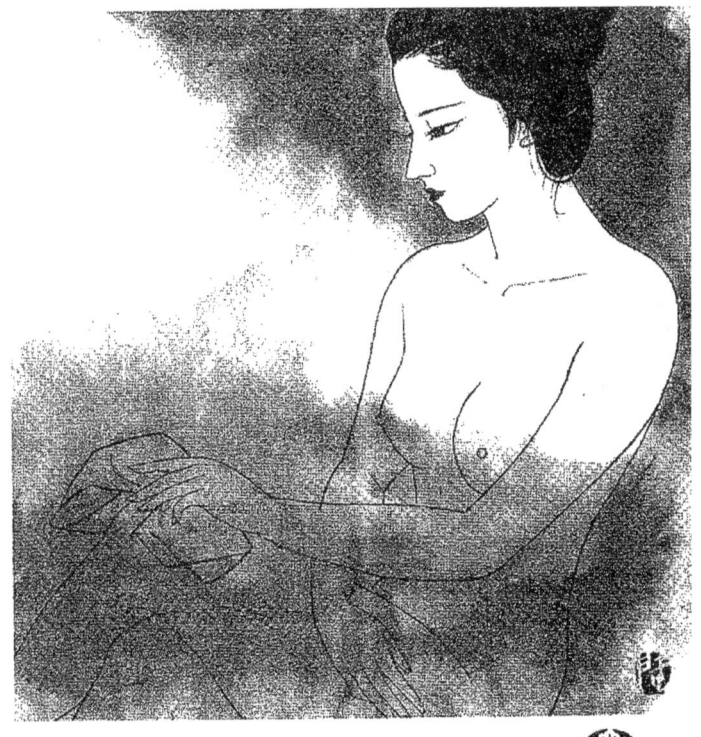

da se okupa (ko plati), ali ima i kupatila na otvorenom (ROTENBURO), u kojima je kupanje baš pravo uživanje. Često okruženi snegom i ledom, izdubljeni u stenama, ti topli izvori, u kojima je voda temperature oko 40. podeoka, Japancima stvaraju poseban užitak, jer se potpuno goli (u Japanu se i u javnim kupatilima svi svlače do gole kože) zatapaju u toplu vodu, dok je oko njih sneg i led.

Iako su u javnim kupatilima žensko i muško obično odvojeni, kad je u pitanju rotenburo, kupatilo na otvorenom, sve zabrane padaju, jer je veoma teško onemogućiti pristup jednom ili drugom polu usred divlje prirode. Većina kupatila, međutim, veoma su uređena, u lepom ambijentu klasične japanske arhitekture.

Banje sa mineralnim kupatilima, onsenima, u Japanu se takmiče koja će bolje urediti okolinu svojih objekata, kako boravak gostima učiniti što udobnijim, pa je trka za gostima, posebno u jesenje i zimske dane, veoma intenzivna. U poslednje vreme najviše se prodaju mesta u banjama koje u sobama imaju uređena kupatila na otvorenom (na terasi, ili delu dvorišta u sobi u prizemlju), pa se smeštaj u takvim sobama, sa kupatilom na otvorenom za samo jednog gosta, bukvalno plaća suvim zlatom.

Japanci pod kupanjem ne smatraju samo pranje tela, već je od toga mnogo važnija relaksacija, opuštanje, dobijanje prilike za meditiranje i stapanje sa prirodom, ono što zaposlenom čoveku inače najviše nedostaje. Zato se većina kupatila u hotelima i banjama gradi tako da je jedan zid otvoren prema moru, nekom lepom pejzažu u planini, tako da gosti, dok se zatapaju i brčkaju u kadama i bazenima, mogu da uživaju i u lepom pogledu.

Kao i u javnim kupatilima u Japanu, pravila kupanja u mineralnim izvorima su ista. Gosti se svlače pre ulaza u blizinu bazena ili kupatila, sapunjaju i peru tušem ili vedricama iz kojih se polivaju, pre nego što će ući u kadu ili bazen, a u toploj vodi u kadi ili bazenu se samo relaksiraju.

Mineralni izvori se, naravno, kao i u Evropi, naučno ispituju, lekari preporučuju pojedine za lečenje različitih bolesti, ali Japanci, kada biraju u koju će banju da odu, obično najviše polažu na uređenje i uslugu, ne na sastav vode. Zato se osoblje trudi, pa, dok se kupaju u kadi ili bazenu, gosti mogu da pijuckaju sake ili viski, grickaju obično morsku hranu i uživaju u razgovoru sa susedima u toploj vodi. Koliko im pomaže lekovita voda, toliko pomaže i neverovatno opuštanje koje tada osećaju, pa, kažu, i kupanje u toplim banjama, koje Japanci upražnjavaju uvek kada mogu sebi da priušte, još je jedan od razloga za poslovičnu dugovečnost Japanaca.

Masaža, trljanje prilikom kupanja, tojest pre ulaska u toplu vodu, otvaraju sve pore, pa je bukvalno svaki Japanac svakodnevnim ulaskom u kupatilo izložen i jednoj vrsti zdravstvenog tretmana, koji retko koja nacija u svetu ima.

Ma koliko teški problemi koje ima preko dana, ma koliko velikom stresu bio izložen na poslu, Japanac od najranijeg životnog doba do najkasnije starosti naviknut je na svakodnevni ritual kupanja, koji je lek za mnoge tegobe i bolesti.

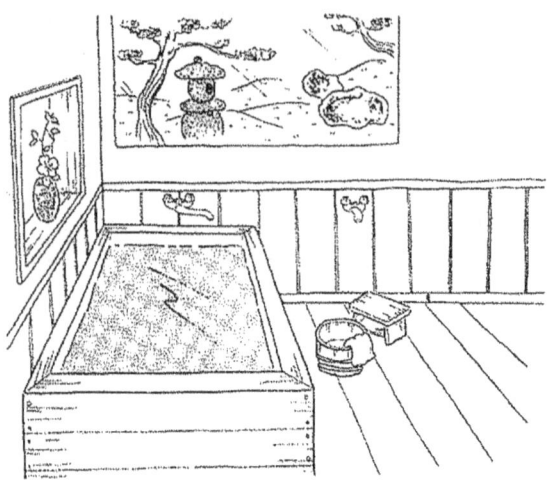

Kupanje u japanskom stilu

Kupanje natenane, u gotovo vreloj vodi koja se puši predstavlja nacionalnu strast među Japancima, i mnoge lepotice – Japanke pripisuju svoj gladak mladalački ten, dobru cirkulaciju, kao i dubok miran san upravo tom svakodnevnom režimu kupanja.

Kako to izgleda, kupati se u japanskom stilu? Za početak, potrebno vam je kupatilo obloženo pločicama, u kojem se možete sapunjati i ispirati van kade. Japanski domovi su obično dobro opremljeni popločanim podom koji je blago nagnut ka odvodnoj cevi. U bogatim domaćinstvima naići ćete na tradicionalnu kadu ručno rađenu od kestenovog drveta, kineskog crnog bora ili japanskog čempresa (hinoki).

Ukoliko vaš pod nije sagrađen tako da pruža mogućnosti kupanja izvan kade, onda će biti dovoljan i tuš koji je odvojen od kade, budući da će vam to dozvoliti da se isperete pre nego što se potopite u vrelu vodu u kadi.

Možda ćete poželeti da nabavite još neke dodatne artikle potrebne za kupanje u japanskom stilu! To su, na primer: omanja drvena kofa napravljena od drveta koju punite vodom da biste se ispirali; četka za trljanje leđa od prirodne dlake; kamen plavac za skidanje debljih naslaga kože sa laktova ili peta; manji frotir koji dobro upija; namirisani komad sapuna; šampon i regenerator.

Japanci često donose u kupatilo i brijač za brijanje malja sa tela, pa čak i svoju četkicu za zube. Najzad, oni koriste malu, nisku stoličicu, ukoliko je moguće drvenu – a ako nije, onda može i plastičnu, na kojoj sede dok se peru. Ako se prvo kupate pod tušem, naravno, neće vam biti potrebno ništa za sedenje.

Posetioci japanskih banja odmah po dolasku se presvlače u široke pamučne ogrtače, nazvane jukata, koji pripadaju hotelu u kome odsedaju. Takvi ogrtači se van Japana pogrešno nazivaju kimono, mada je kimono isključivo svečana odeća i odeća u kojoj se izlazi van kuće.

I muškarci, kao i žene, uživaju dok se šetaju po banji u ovoj komotnoj odeći i klepeću u pozajmljenim drvenim nanulama, koje se zovu geta. Ukoliko ne možete nabaviti jukatu, odvojte neku tanku pamučnu haljinu koju ćete obući posle kupke. Vrelina u kupatilu će često biti tako jarka – a ostaće u vama još dugo posle kupke – da nećete ni poželeti da obučete nešto deblje.

Zatim, napunite kadu VRELOM (40–44 stepeni Celzijusa) vodom za kupanje. Koristeći kofu i stojeći van kade, posipajte vruću vodu iz kade preko svog tela sve dok ne budete osećali toplinu po čitavom telu. Ili, ako ste ispod tuša, ispirajte se vrućom vodom sve dok vam se telo ne zgreje.

Preskočite za sada potpuni tretman; vaš cilj je u početku jednostavno da blago isperete najprljavija mesta – ispod pazuha, stopala i genitalnu oblast – tako da možete da uđete u kadu a da ne isprljate vodu za kupanje, kako biste je ostavili čistu za druge.pa čak i ako imate kadu samo za sebe, šta biste više želeli – da se opustite u čistoj, bistroj void, ili da se kupate u kadi koja je prljava i sapunjava?

Ostanite u kadi tokom nekoliko minuta, dok se pore ne otvore i znoj ne počne da izlazi iz njih. Zatim van kade možete započeti ozbiljno sapunjanje. Izađite iz kade, sedite na svoju stoličicu dobro se nasapunjajte i trljajte se koliko god možete jako komadom frotira. (Isto to činite i ako ste ispod tuša.) Na taj način ćete uklanjati kožu koja se peruta, masnoću i prljavštinu iz dubljih slojeva kože. Nemojte zaboraviti ni one često zanemarene oblasti – laktove, kolena, stopala i leđa.

Možete koristiti četku sa dugačkom drškom za mesta do kojih ne možete dohvatiti frotirom. Ovo je takođe vreme kada možete oprati kosu, obrijati se ispod pazuha i po nogama, pa čak i oprati zube. Isperite se temeljno vodom koju ćete kofom uzimati iz kade, ili ako ste ispod tuša – vodom koju ćete uzimati sa slavina.

Sada, kada ste obavili posao oko skidanja prljavštine, vreme je da se opustite. Vratite se natrag u kadu, pa se lagano potopite sve do brade u vruću vodu. (Primećujete li razliku između ulaska u kadu pre nego što se dobro operete, i onog pošto su ćelije vaše kože pomoću gore opisanog tretmana takoreći procvetale?) Ostanite u kadi sve dok se ne osetite potpuno zgrejani i opušteni. (Neki ljudi to opisuju kao „osećanje mekoće i udobnosti, kao da ste se ponovo rodili".) Ako to želite, možete povremeno da izađete iz vode, isperete se mlakom vodom i tako se pripremite za novo potapanje.

Sada bi trebalo da se osećate super-čisti, super-opušteni i pročišćeni od nakupljenih stresova i nerviranja toga dana. I, što je najvažnije, takođe ste spremni da skliznete između svojih posteljnih čaršava i da spavate kao nikada do sada. Zamislite da to činite 365 dana u godini, svake godine, kao što to čini skoro svaki Japanac, pa možete početi da shvatate zašto su Japanci toliko privrženi kupanju.

Takođe bi trebalo da pijete po pet do šest čaša vode dnevno, kako biste održavali zalihe vode potrebne telu. A veoma dobra ideja i da popijete po čašu hladne vode posle kupke – upravo ste izgubili znatne količine vlage putem znojenja, pa ćete stoga verovatno osećati prirodnu žeđ. ODUPRITE se na svaki način nagonu da u kadu sa sobom ponesete čašu vina ili nekog drugog alkoholnog pića – može biti opasno po zdravlje ako mešate alkohol sa klizavim i uspavljujućim okruženjem tokom kupke. Sačuvajte vino za posle kupke – a najbolje bi bilo i za posle ispijanja čaše obične ili mineralne vode.

Kupanje radi lepote

Japanke veruju da je kupanje bitni deo nege kože. Za njih je odlazak na spavanje bez kupanja isto toliko varvarski i nezdrav čin kao i spavanje sa šminkom na licu. Ali, glavni cilj kupanja je dvostruki: pročistiti telo, kao i zagrejati ga. Zagrejavanje tela u kadi ima mnoge dobre strane. To poboljšava cirkulaciju, pomaže da se izleči nesanica, smanjuje stres, jača kožu, a može pomoći i protiv stvaranja naslaga grube kože ili pojave akni. (Međutim, ako imate neko srčano oboljenje, visoki krvni pritisak ili neki drugi zdravstveni problem sa cirkulacijom, trebalo bi da izbegavate veoma vruću vodu i da se kupate u mlakoj.)

Razmislite o činjenici da je vaša koža živi, vitalni organ, isto kao što su to vaše srce ili bubrezi. Jedna od najvažnijih uloga kože je da reguliše telesnu temperaturu putem znojenja. Svakodnevno kupanje je izvanredna vežba za vaše znojne žlezde i pore – rupice u koži kroz koje znoj izlazi. Idealni režim je tuširanje ujutru, plus 15 do 20 minuta tople kupke natenane upravo pred odlazak na spavanje.

Kupanje, ukratko, deluje na sledeći način:

• Jača vaše telo

• Pomaže da se oslobodite nesanice

• Pomaže da se izlečite od kožnih i disajnih alergija

• Oslobađa vas stresa

• Uklanja stari spoljašnji sloj kože

• Poboljšava cirkulaciju i povećava metabolizam, što zauzvrat

• Uvećava vitalnost kože mnogo više od obične vode za kupanje.

U nekom idealnom svetu, mi bismo svi provodili po nedelju dana svakog meseca podmlađujući telo i dušu u nekoj banji onsen. Ali, čak i u Japanu, gde su vreli izvori isto toliko uobičajeni koliko bazeni za plivanje na Zapadu, malo ljudi ima vremena i novca za redovne odlaske u neki onsen. Zato je najbolje rešenje da sami napravite svoj sopstveni onsen kod kuće.

Standardno zapadnjačko kupatilo obloženo pločicama možda ni izdaleka ne liči na na rustičnu idilu nekog vrelog izvora, ali uz nekoliko jednostavnih detalja – jedna ili dve biljke sa puno zelenih listova u saksijama, mirisna sveća i vaša omiljena muzika za opuštanje – možete napraviti pravu atmosferu i svakodnevno odlaziti u sopstveni privatni onsen.

Ako možete to sebi da priuštite, stavite u vodu minerale za kupke, prodaju se u apotekama.

Japanci, ustvari, smatraju da je atmosfera vrelih izvora toliko čudesna, da je kopiraju u mnogo manjoj razmeri u hiljadama kupatila u privatnim kućama ili kupaonicama. Zaboravimo na onaj užurbani svet koji postoji napolju: u svakom domu kupatilo predstavlja svetu oazu mira i opuštanja, raj čak i za one Japance koji su najpredanije odani neprekidnom radu.

Masaža, trljanje prilikom kupanja, tojest pre ulaska u toplu vodu, otvaraju sve pore, pa je bukvalno svaki Japanac svakodnevnim ulaskom u kupatilo izložen i jednoj vrsti zdravstvenog tretmana, koji retko koja nacija u svetu ima. Ma koliko teški problemi koje ima preko dana, ma koliko velikom stresu bio izložen na poslu, Japanac od najranijeg životnog doba do najkasnije starosti naviknut je na svakodnevni ritual kupanja, koji je lek za mnoge tegobe i bolesti.

„Kada se jednom okupao, posetiocu je pobeleo ten lica i koža na telu; kada se dva puta okupao, sve bolesti su bile izlečene; efikasnost kupki bila je očigledna još od drevnih vremena.“

– hronika oblasti Izumo, 733. godina naše ere.

Prijatelji iz kupatila

U pet sati ujutru, u jednom poznatom kvartu u centru Tokija hladno je, mračno i pusto. Ali, u elegantnoj i staroj dvospratnoj zgradi, šestorica muškaraca skidaju se do gole kože radi dnevnog rituala koji obavljaju već 30 godina.

Dok većina stanovnika ovog grada spava, „Jutarnji klub za kupanje" već počinje da radi, u prostoriji sa visokim plafonom i zidovima obloženim belim pločicama, sa slavinama i ogledalima svuda naokolo.

Članovi kluba su veoma različiti – od bucmastog sredovečnog vozača taksija, pa do dvojice pogurenih penzionera sedamdesetih godina. Svaki od njih sedi na stoličici i sa uživanjem skida sa sebe prljavštinu nakupljenu prethodnog dana. Tek kada je potpuno čist, svaki član može da se zagnjuri sa zadovoljnim uzdahom u kadu, u kojoj se stalno održava visoka temperatura vode od 42 C. Posle jednog sata neprekidnog ribanja, potapanja i ispiranja, članovi se brzo oblače i odlaze na posao.

Javna kupatila, koja u Japanu postoje već 400 godina, imaju takvu bratsku, moglo bi se čak reći i kafansku, atmosferu da Japanci svoje najbliže prijatelje nazivaju *hadaka no cukiai* (goli drugari ili, drugari iz kupatila). Izuzetna omiljenost kupanja izražena je i u velikom hitu šezdesetih godina u Japanu, pesmi sa nazivom „Ii Ju Da Na" (Kakva divna kupka)!

Gotovo 90 posto odraslih osoba u Japanu kupa se svakoga dana ili najmanje svaki drugi dan. Javna kupatila, od kojih su neka veoma luksuzna, još uvek imaju puno obožavalaca, mada većina ljudi danas više voli da se kupa kod kuće. Pa opet, kako slabi popularnost javnih kupatila, tako cveta poseta japanskim vrelim izvorima ili banjama – onsen.

Jedna popularna TV emisija, koju vodi čuveni bivši sumo rvač, bila je posvećena isključivo radostima kupanja u izvorskoj vodi, kao i predstavljanju druge banje svake nedelje. (Voditelj ovog programa bi sa uživanjem u svakoj emisiji bio okružen gomilom ljupkih lepotica, koje bi se kikotale kada bi on bućnuo svoje ogromno telo u vrelu vodu.)

Zemlja vulkana

Pošto se nalazi na veoma aktivnom pojasu zemlje u geotermalnom smislu, u Japanu ima zapanjujuće veliki broj vrelih izvora, od kojih je većina okružena predivnim prirodnim prizorima, kao što su voćnjaci sa trešnjama, planinski visovi i stene čudnih oblika. Posetioci se mogu kupati rame uz rame sa divljim majmunima, u blještavo zelenoj ili crvenoj vodi, pod zvezdama među obalama zatrpanim snegom, ili tik pored neke prelepe bašte. Postoji čak i jedan onsen u kojem se gosti mogu kupati sa svojim kućnim ljubimcima!

Kupati se unutra – ili napolju?

Neke banje nude samo kupanje unutra, iako ni to uopšte nije tako loše. Pošto skinete odeću, stupate na pod koji nije napravljen od pločica, već od kamenova postavljenih u pod tako da liče na glatku verziju kaldrme. Ovaj put vas vodi do oblasti za trljanje, pa zatim do kade koja je tako lepo osmišljena – sa stenama, biljkama i drugim elementima dekora – da liči na pravo jezerce u prirodi. Bez izuzetka, kupatilo ima ogroman stakleni prozor koji gleda na divnu japansku baštu, ili možda na neki prizor kakav se viđa na razglednicama – kao što je planina koja se uzdiže oštro iz mora. Kada može biti upravo dovoljna da se udobno smesti desetak ljudi, ili opet sa toliko mesta da istovremeno može stati stotinu posetilaca.

Oštri miris sumpora (koji neki porede sa mirisom pokvarenih jaja, ali je za druge on kao parfem) nagoveštava da se približavate banji onsen sa sumpornim izvorom. Ako izuzmemo miris, putokaz će vam takođe biti oblaci pare koja se uzdiže nad banjom kao magla. Najčuveniji sumporni izvor u Japanu je u banji Bepu, u južnom delu zemlje.

A ukoliko se radi o kupatilu *rotenburo* (vreli izvor na otvorenom), onda raskoš okoline – kada se gradi tako da pruža posetiocima koji se kupaju pogled koji ih navodi na meditaciju – može biti takva da će vam zastati dah. Zagrejana voda spoljašnjeg kupatila može pružiti divno zadovoljstvo kupanja čak i kada je svuda oko vas sneg! Posle kupke, posetioci se povlače u svoje sobe, gde im se služi obilan gurmanski obrok koji sadrži lokalne specijalitete. Kasnije možete naručiti i masažu – pod uslovom da, posle takve divne kupke, hrane i pažnje, možete ostati budni.

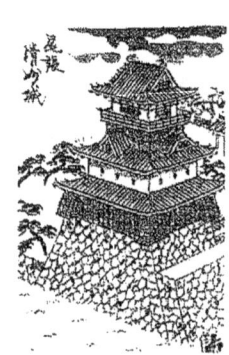

Sveštenici, carevi i samuraji

Japanska istorija, koja datira unazad sve do drevnih vremena, prepuna je pominjanja kupki u vreloj vodi. Legenda tvrdi da je bogu koji je stvorio japanski arhipelag ta ideja pala na pamet dok je uživao u jednom spoljašnjem vrelom izvoru. Mnogi vreli izvori se danas mogu pohvaliti time da su ih još pre nekoliko vekova posećivali carevi i drugi članovi plemstva, kao i čuveni budistički sveštenici koji su obilazili po zemlji, šireći tada još uvek nova budistička učenja – koja su uključivala i pohvalu medicinske vrednosti vrelih izvora. Budistički ritual pročišćenja sadrži i kupanje. A samuraji i drugi plemići, koji su koristili ove banje da bi se oporavili od rana zadobijenih u borbi, ljubomorno su za sebe čuvali tajnu o tome gde se nalaze najbolji izvori.

Turistička industrija, koja je nastala u Japanu pre gotovo 400 godina, od samog početka je za središte imala posete religioznim spomenicima i vrelim izvorima, gde se održavaju običaji koji nikada nisu izašli iz mode. Vodiči iz sedamnaestog veka imenuju i klasifikuju banje duž puta između grada koji će kasnije dobiti naziv Tokio i zapadnog grada Osaka. U vodičima se takođe nalaze i napomene o jelima koja se u tim banjama služe, kao i o vrsti suvenira koji se tamo prodaju.

Danas su te banje znatno ulepšane. Luksuzni hotel ili neki *rjokan* – što je naziv za japanski pansion, može ponuditi smeštaj posetiocima koji dolaze da se kupaju; hrana se može kretati od lokalnih morskih jela, pa sve do vrhunske francuske kuhinje. Zabava posle kupki uključuje provod u baru i video igre, kao i provod u stilu noćnog kluba. Iako su ranije posetioci ovih banja uglavnom bili muškarci, sada se prave i atraktivna kupatila za ženske posetioce. Pa opet, čitava svrha banja ostaje neizmenjena: da se fizički premorenim ili previše napetim ljudima pruži prilika da se opuste i oporave u lepoj, prirodnoj okolini. I upravo zbog toga kupanje u vrelim izvorima i ostaje jedna od najomiljenijih zabava za Japance.

Iako su vreli izvori korišćeni u svrhu lečenja u mnogim zemljama još od Srednjeg Veka (a verovatno čak i ranije), tek je u toku poslednjeg veka „uzimanje vode" prihvaćeno na naučnim i medicinskim osnovama. U Japanu je Konzan Goto (1659–1733), koji je bio lekar u gradu Edo (sadašnje ime je Tokio), pokrenuo prvo medicinsko proučavanje, a zatim i terapeutsku upotrebu, vrelih izvora. U godinama koje su usledile, ispravni metodi kupanja, upotreba određenih tipova banja za razna oboljenja, optimalna učestalost kupki, period potapanja, kao i naknadna nega, pažljivo su proučavani. Već 1886. godine pojavio se časopis posvećen isključivo vrelim izvorima, a bogatiji pacijenti oboleli od degenerativnih i hroničnih bolesti redovno su odlazili u sanatorijume banja sa vrelim izvorima.

Ali, naravno da se njihova slava uskoro proširila, pa su vreli izvori postajali sve popularniji među ljudima svih doba i vrsti. Danas ima preko 2.200 banja sa toplom vodom onsen u Japanu, a većina njih nudi dugoročnu terapiju. Posetioci odlaze tamo ne samo da bi poboljšali svoje zdravlje, već i da bi se opustili i uživali u prelepom okruženju, izvanrednoj hrani i ostalim ugodnostima.

Koliko je vruća ta voda?

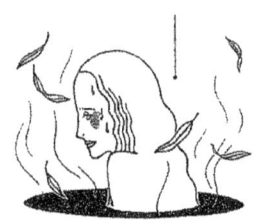

Sa temperaturama ponekad visokim čak i do 95,5 ° C, voda sa vrelih izvora korišćena je za kuvanje, grejanje i pravljenje pirinčane rakije sake, a takođe je i cevima odvođena do puteva kako bi zimi topila sneg. Para koja se uzdiže od ove vode je dovoljno moćna da stvori elektricitet od 170 megavata. U Japanu je registrovano 2237 toplih izvora – banja, što je više od ukupnog broja u SAD (1003), na Islandu (556), u Italiji (149) i Francuskoj (724).

Balneoterapija

Proučavanje kupanja u terapeutske svrhe formalno postoji u Japanu još od 1931. godine. I sve do skoro, vrele izvore posećivali su gotovo isključivo oni koji su se oporavljali od neke bolesti ili povrede. Međutim, danas se smatra da je kombinacija toplote i bogatog sadržaja minerala u vrelim izvorima ne samo korisna za uklanjanje raznovrsnih oboljenja – uključujući hronični reumatizam, stomačne bolesti, visoki krvni pritisak, alergije i fizičke povrede, već takođe predstavlja i dragocenu pomoć u postoperativnoj rehabilitaciji, kao i uopšteno u smanjivanju i uklanjanju napetosti.

Prirodni minerali i gasovi u vrelim izvorima uključuju ugljenu kiselinu, sumpor i radijum, koji su izuzetno efikasni u lečenju ili sprečavanju određenih oboljenja, kao i u poboljšavanju opšteg zdravlja. Vreli izvori se svrstavaju prema sastojcima u vodi, i klasifikuju kao izuzetno dobri za određene vrste zdravstvenih problema.

Terapija sa kupkama se koristi za lečenje:

- Hroničnih oboljenja organa za varenje, jetre i žučne kese
- Visokog krvnog pritiska
- Kostobolje
- Hroničnog reumatizma
- Hroničnog dermatitisa
- Neuralgije (bolova povezanih sa nervima)
- Paralize
- Za postoperativni tretman i rehabilitaciju

Ali, banje sa vrelim izvorima, onsen, su isuviše prijatne da bismo ih koristili samo kada smo bolesni ili se oporavljamo. Ustvari, tokom poslednjih nekoliko godina, vreli izvori su odbacili svoj imidž boravišta za stare i bolesne, pa sve više predstavljaju mesto za odmor koje rado po sopstvenoj volji biraju i zdravi ljudi. Vreli izvori pružaju osveženje, promenu okoline, kao i mogućnost da se opustite, a to sve podmlađuje telo i osvežava dušu.

Japanci su toliko privrženi svakodnevnom kupanju da se zna kako su mnogi radnici štrajkovali radi svog prava na pauzu za kupku.

Nije neuobičajeno da se ljudi koji odlaze u onsen kupaju po dva ili čak tri puta dnevno. Zaista, za Japance je skidanje prljavštine gotovo izgovor za kupanje. Isto toliko važna je i prilika za opuštanje i održavanje zdravlja.

Nega lica u kadi

Bez obzira koliko je masan ili suv vaš ten, izbegavajte upotrebu jeftinih sapuna, koji će biti isuviše alkalan i iritirati vašu kožu. Bolje je da koristite neki sapun sa niskim pH faktorom, odnosno, neki koji je blago acidan.

Kada perete lice, koristite izuzetno vruću vodu za masnu kožu, a toplu vodu za normalnu ili suvu kožu. Potopite se u kadi sve dok ne počnete znojenjem da izbacujete masnoću. Zatim se ponovo operite sapunom. Isperite se hladnom vodom da bi se pore skupile.

Za nežnu ili obolelu kožu, koristite neku blagu penu za čišćenje. Napravite obilnu penu na dlanu, pa je zatim nanesite na lice. Ako vam koža reaguje čak i na blagi sapun, onda ga potpuno izbegavajte i perite se samo toplom vodom, pa zatim hladnom vodom.

Lečenje kupanjem

U Japanu postoji nekoliko tradicionalnih tehnika kupanja za lečenje bolesti ili povreda.

Srčana oboljenja. Budući da težina vode vrši pritisak na vaše unutrašnje organe, budite veoma pažljivi kada se kupate i polako aklimatizujte svoj organizam. Započnite sa stopalima, pa zatim zamočite čitave noge, bućnite se do pasa i najzad potopite čitavo telo. Osobine da opušta od stresa čine toplu kupku zaista dragocenom za srčane bolesnike, ali kupajte se sa oprezom.

Visoki krvni pritisak. Stvorite potpunu atmosferu

smirenosti i topline tako što ćete podesiti temperaturu u sobi da bude slična onoj u kupatilu. Opustite se u kadi, pa zatim idite pravo u krevet.

Loša cirkulacija. Zamočite stopala u lavor sa vrelom vodom, ili sedite na ivicu kade sa potopljenim nogama. Kada vam se stopala zgreju, dodajte mlake vode da biste snizili temperaturu vode u kadi do ugodnog nivoa, pa zatim zamočite čitavo telo.

Nesanica. Kupajte se natenane u toploj vodi petnaestak minuta, ili koliko god se osećate ugodno, pa zatim idite pravo u krevet. Upotreba mirisnih soli za kupanje može povećati uspavljujuće kvalitete kupke.

Stres / upala mišića posle gimnastike. Oslobodite se stresa i opustite mišiće tako što ćete stimulisati telo kratkom, vrelom kupkom, pa se zatim isprati hladnom vodom, i ponovo se potopiti u vruću vodu.

Naduvena stopala. Kupajte se dugo i natenane u toploj vodi. Zatim sipajte hladnu vodu samo na stopala.

Umor, ukočena ramena ili bol u leđima. Kupajte se u toploj vodi tokom otprilike 20 minuta, tako da potonete sve dok vam voda ne dođe do brade. Pokušajte da kružite ramenima i rukama 10 puta sa svake strane. Zatim, kružite glavom lagano, zatvorenih očiju. Ponovite ovo nekoliko puta.

Osnovni režim za prirodno lepu kožu

Kupanje na japanski način će vam možda izgledati isuviše komplikovano, ali ćete primetiti poboljšanje u pogledu vašeg fizičkog i mentalnog zdravlja ukoliko se budete tako kupali makar jednom nedeljno. Zapamtite, to nije prosto skidanje prljavštine – vi se na ovaj način oslobađate stresa i umora.

Da biste se pripremili za kupanje, popijte čašu vode otprilike 30 minuta pre nego što uđete u kadu. Ovo će vam pomoći i pri znojenju i pri otvaranju pora. Takođe planirajte da se nikako ne kupate manje od jednog sata posle večere. Nemojte se ni u kom slučaju kupati manje od 30 minuta posle jela, budući da efekti vrele vode utiču na varenje.

Da biste podstakli svoje znojne žlezde na aktivnost, potrudite se da kupatilo bude što toplije i zapareno. Ovo možete učiniti tako što ćete pustiti vrelu vodu da teče iz slavine tokom nekoliko minuta, kako bi se prostorija ispunila parom.

Uklanjanje stare kože i žuljeva

Otprilike jednom mesečno, gornji sloj kože postaje star i mora se isprati. Svakodnevno tuširanje ili kupanje je u redu za odmašćivanje kože, ali ne ispira u potpunosti mrtvu kožu, što bi inače trebalo činiti jednom nedeljno ili barem jednom u dve nedelje. Redovno skidanje stare kože pomaže da se spreči pojava starosnih fleka i bora, a takođe pomaže i koži koja je isušena i izmučena ultraljubičastim zracima, naročito ako se bavite nekim aktivnostima napolju, kao što je to tenis, baštovanstvo ili plivanje. Kako starite, vaša koža postaje sve osetljivija na dejstvo sunca, vetra i velikih temperaturnih promena. Pored toga, gornji sloj kože se ne obnavlja isto onako brzo kao što je to bio slučaj u mladosti, pa je stoga potrebno da započnete sa skidanjem stare kože, kako biste joj pomogli u tom procesu. Napomena: ovaj metod se ne preporučuje ljudima sa osetljivom kožom. A ako vaša koža postane iritirana, odmah prekinite.

Pored toga što čisti kožu i čini je glatkom, ovaj metod ima i tu dodatnu prednost što je masira. A to, zauzvrat, dovodi do još jednog dragocenog sredstva za dolaženje do zdrave kože – seks. Zamolite svog supruga, dečka ili ljubavnika da vam pomogne oko onih mesta do kojih teško možete da dosegnete, pa mu onda uzvratite uslugu. Znate li neki prijatniji uvod u vođenje ljubavi?

Na tržištu ima mnogo alatki za trljanje, kao što su četke za telo, frotirske rukavice i prirodni sunđeri. Za nažuljanu ili grubu kožu na laktovima i stopalima, možda ćete poželeti da kupite i specijalni kamen za skidanje naslaga. Ali, umesto da ulažete novac u kupovinu drugih modernih pomagala, preporučujemo da koristite tanak, savitljiv i pomalo grub pamučni frotir. Ovakav frotir ili peškirić nije skup, lako ga je prati, a neće izazvati alergijsku reakciju.

Metod:

Prvo, napunite kadu vrućom vodom. Zatim, ovlažite frotir i previjte ga napola, pa ga onda urolajte.

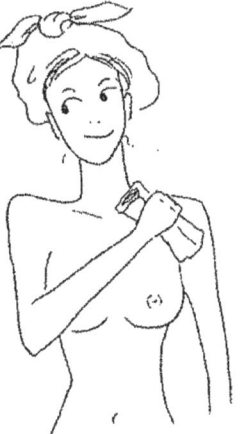

Onda se zamočite u kadu da biste omekšali tvrdu kožu i žuljeve, kao i podstakli znojenje i izlučivanje masnoće. Isperite znoj vrućom vodom. Sada ste spremni da se izborite sa tim starim spoljašnjim slojem kože.

Uopšteno govoreći, razmišljajte o svom srcu kao središtu – uvek se trljajte započinjući od udova, pa prema smeru srca. Ovo će vam ulivati mnogo prijatniji osećaj nego da se trljate nasumice, u svim pravcima, a takođe će poboljšati i cirkulaciju. Ukoliko je potrebno, iscedite frotir, pa ga ponovo urolajte.

Masaža pojedinih delova tela

1. **Ruke**. Trljajte ruke od zglobova do ramena, koristeći duge, ravnomerne poteze. Radite na istoj oblasti po nekoliko puta pre nego što okrenete ruku da biste masirali sledeći deo. Držite frotir čvrsto i koristite nešto grublje pokrete – želite da uklonite mrtve slojeve kože, ali bi osećaj pri tome ipak trebalo da bude prijatan, a ne bolan. Koža koja se peruta sakupiće se kod ramena, odakle ćete je isprati mlakom vodom.

2. **Leđa**. Zamolite svog partnera da vam istrlja leđa, praveći pokrete od struka ka ramenima. Ovo će pomoći kod ukočenih ramena i poboljšaće cirkulaciju.

3. **Potiljak**. Masirajte od linije kose ka ramenima. Ovo je dobro protiv ukočenosti, kao i umora u vratu.

4. **Bedra / prednji deo tela**. Započnite kod kolena, pa trljajte prema gore, ka struku. Zatim masirajte od ramena prema grudima. Najzad, počnite ispod pazuha i trljajte kratkim horizontalnim potezima prema središtu prednjeg dela tela.

5. **Pozadina**. Masaža butina daje fenomenalan osećaj – jer, to su mišići koji pridržavaju vaše noge, pa su stoga najviše podložni umoru. Trljajte od bedara do struka, koristeći jake poteze, kao da „vučete" ruke.

6. **Noge**. Ovo ostavite za kraj. Neka vas partner masira od zadnjeg dela članaka pa do vrha bedara. Zatim mu uzvratite ovu uslugu, pa ponovite telesnu masažu na njegovom telu.

Ispustite vodu iz kade, pa isperite telo pod vrućim tušem. Trebalo bi da osetite golicanje i lakoću. Operite se blago sapunom ili penom za čišćenje. (Ako zaista želite sebe da nagradite, ponovo napunite kadu, ubacite u vodu svoje omiljene minerale ili sastojke koji se koriste u banjama onsen, pa se sa uživanjem okupajte u svojoj novoj koži.) Najzad, osušite se nekim mekanim peškirom i nanesite po čitavom telu svoj omiljeni losion za negu tela.

Vežbajte u kadi

Vežbanje u vrućoj vodi pomaže vam da postignete dobru formu, a da ne napregnete suviše zglobove i mišiće. Ove vežbe takođe pomažu kod ukočenih ramena ili naduvenih nogu, kao i u gubljenju težine. Za obilno znojenje tokom jednog minuta u vreloj vodi troše se tri kalorije – isto koliko i za šetnju tokom tri minuta. Ali, to ne znači da posle kupke možete da se obrišete peškirom i odete da smažete čitavu tortu. Efekti mršavljenja su mogući SAMO AKO kombinujete režim kupanja sa dobrim vežbama i pravilnom ishranom.

Iako kada u kući nije dovoljno velika za neku ozbiljniju gimnastiku, ima nekoliko odličnih vežbi za istezanje, koje su naročito efikasne za oblikovanje mišića i postizanje opšte vitalnosti tela.

1. Ispružite ruke i postavite ih na ivicu kade, pa pustite glavu da se nagne preko zadnje ivice. Okrećite glavu na levu i desnu stranu, po 10 puta. Zatim pogledajte iza sebe koliko god daleko možete, pa držite glavu u tom položaju 10 sekundi. Ovo će pomoći da se ublaži ukočenost vrata.

2. Sedite u kadi, a ruke pustite da labavo padaju pored tela. Pogrbite ramena, pa kružite njima unazad 10 puta. Ovim se umanjuje ukočenost ramena.

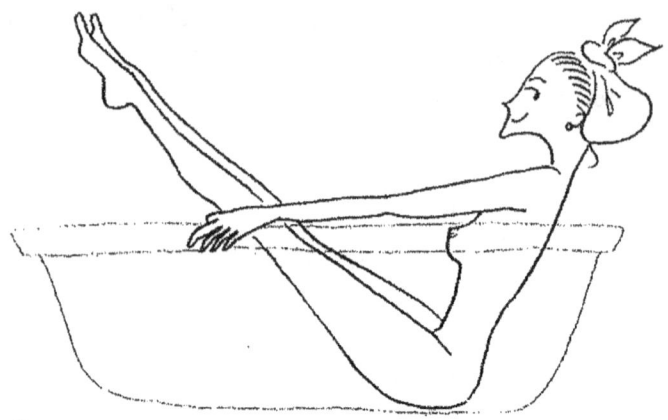

3. Čvrsto se uhvatite za ivice kade, pa dižite noge, tako da skočni zglobovi budu jedan uz drugi. Na ovaj način ćete ojačati mišiće butina i smanjiti otečenost nogu.

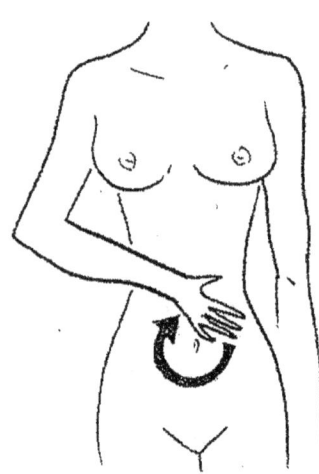

4. Trljajte stomak u pravcu kretanja skazaljke na satu, pokrećući šaku oko pupka, 10 puta. Ovako ćete ojačati stomačne mišiće, a ova vežba takođe pomaže kod zatvora.

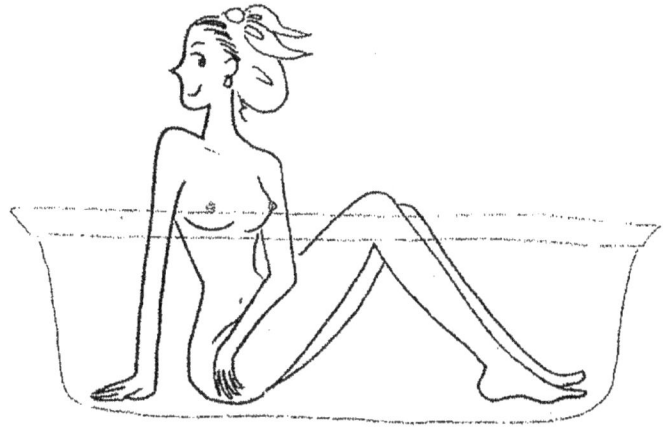

5. Za vitkiji struk, sedite u kadi i pomerajte gornji deo od struka na levo i na desno, 10 puta. Zatim se okrenite na stomak.

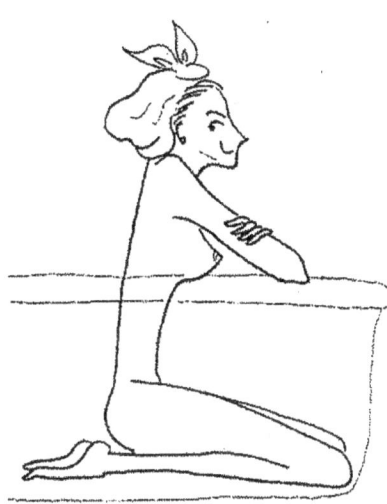

6. Naslonite ruke i bradu na ivicu kade, povijte leđa, i istovremeno zategnite stomačne mišiće. Ponovite to 5 puta.

Razmišljanje u pari

Dragocenost pasivnog razmišljanja koje dopušta umu da postane kreativniji i produktivniji dobro je poznata naučna činjenica. Radije nego da se naporno naprežete da biste rešili neki problem, zdrav razum vam govori da je mudro odložiti ga na neko vreme dok ne osvežite um. Jedan od najzgodniji i najefikasnijih načina za podmlađivanje vaše mentalne energije je da se potopite u kadu.

Kao što smo to već ranije spomenuli, Japanci već vekovima upražnjavaju „pauze sa kupkama za mentalno zdravlje". U poslednje vreme, biznismeni, umetnici i mnogi drugi Japanci na isti način pribegavaju kupkama da bi na miru razmišljali sat vremena pre nego što se ponovo bace na svoje ugovore ili platna.

Meditacija izgleda kao nešto jednostavno, ali za nju je potrebna vežba, naročito za one koji su navikli da sve vreme budu „uključeni". Ključ je pasivna NE-koncentracija. Svesno razmišljanje sprečava postizanje opuštenosti, kao i smanjivanje napetosti i umora.

Smestite se udobno u kadu. Pustite kap vode da padne u kadu, pa posmatrajte kako ona pravi krugove na površini. Zažmurite i usredsredite se na neku reč ili rečenicu, kao što je **mu. Mu** znači nepostojanje. Za sada, ništa ne postoji ni u vama ni izvan vas. Dišite ili uzdišite lagano, duboko, dok u sebi ponavljate reč mu. Održavajte ovo stanje tokom nekoliko minuta.

Zapamtite, regeneracija uma putem metoda kao što je meditacija isto toliko je bitna za um kao što su san ili hrana bitni za fizičko blagostanje.

Posle kupke

Stavite losion za sužavanje pora na masne oblasti lica, kao i slične oblasti na leđima i bilo gde drugo gde je to potrebno. Za suv ili normalan ten, nanesite hidrantni losion ili kremu. Za osetljivi ten, zaštitite kožu blagim losionom i sa malo pudera.

Nemojte zaboraviti da namažete telo hranljivim losionom pre nego što odete na spavanje – vaša koža će preko noći upiti tu hranu, pa će narednog jutra biti glatka i svilenkasta.

Klasični japanski recepti za kupku lepote

Ukoliko vam vaš raspored vremena ne dopušta skoru posetu nekoj banji sa vrelim izvorom, onda pokušajte da rekonstruišete situaciju u svojoj sopstvenoj kadi. Evo nekoliko čuvenih, drevnih japanskih recepata za vašu kućnu banju.

Kupka od ružinih latica. Ovo je kupka dostojna kraljice. Koristite cveće koje je već bilo u vazni nekoliko dana. Očupajte latice sa desetak cvetova, pa ih raspite po površini vode za kupanje u kadi. Temperatura treba da bude nešto niža nego što je uobičajeno, da bi se održala lepa boja latica. A ako želite sebi da uštedite trud oko kupljenja latica i čišćenja kade posle kupke, onda latice prvo stavite u vrećicu od organdina ili sličnog platna, pre nego što ih dodate u vodu za kupanje.

Kupka sa lišćem višnje i breskve. Dobar lek za ospe od vrućine, ako možete nabaviti lišće od ovih voćki. Ako je moguće, koristite mlado lišće. Sakupite dovoljno da napunite oveću činiju, pa poprskajte latice po vodi kada napunite kadu. Ostavite lišće da odstoji tri do četiri minuta pre nego što uđete u kadu.

Kupka sa voćem iz porodice citrusa. Izvanredna za one koji pate od hladnoće zbog loše cirkulacije. Isecite na tanke krugove bilo koju vrstu voća iz porodice citrusa – limunove, pomorandže, grejpfrut – i stavite ih da plutaju po vodi za kupanje u kadi. Bolje je koristiti čitave plodove, mada su i ljuske isto efikasne. Ako koristite ljuske, stavite ih na neko tamno mesto sa dobro provetrenim vazduhom. Isecite ih na uzane trake, stavite u platnenu vrećicu, i postavite u vodu za kupanje. Narodna mudrost tvrdi da je ovakva kupka dobra za lečenje nazeba.

Kupka sa morskim algama. Prepune proteina, joda, aminokiselina i vitamina, morske alge su dobre za lepu kožu, a pomažu i pri postizanju vitalnosti tela. Koristite vrste koje se mogu jesti, kao što su to vakame ili kombu, a ne sušene i presovane alge. Kada ih postavite na površinu, morske alge će upiti vodu i proširiti se tako da ispune kadu. (U nekim banjama u Francuskoj nude se „obloge za telo od morskih algi" kao tretman za podmlađivanje kože. Zašto da i vi ne isprobate ovaj tretman kod sopstvene kuće, i proverite koliko je efikasan, naravno ako možete da dođete do algi.)

Kupka sa lekovitim travama. Dobra je za podsticanje metabolizma i cirkulacije, a naročito za one koji pate od neuralgije, reumatizma, čestih gripova, umora ili akni. Upotrebite jednu ili dve vrećice čaja od lekovitih trava, pravo iz kutije, ili prvo napravite čaj, pa ga uspite u vodu za kupanje u kadi.

Kupka sa vinom. Dobra je za zagrevanje u zimu. Posetioci banja onsen odavno uživaju u običaju da piju pirinčanu rakiju, sake, sa poslužavnika koji plove pored njih, ali ovo se ne preporučuje i za kupku kod kuće. Najnovije otkriće je da uspete čašicu pirinčanog vina ili blage rakije ako ga nemate, u samu vodu za kupanje.

Ovo će verovatno imati efekat zagrevanja, a svakako će vas manje opiti nego da direktno unosite alkohol u organizam!

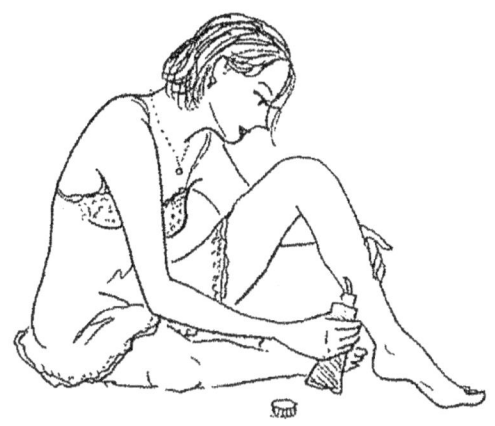

Kako živi Masako

Za mnoge ljude u Japanu ovakva poseta banji koja ih podmlađuje moguća je jedino nekoliko puta godišnje, tako da nega o zdravlju i lepoti moraju postati svakodnevni režim koji se sprovodi „kod kuće". Hajde da razmotrimo životni stil jedne tipične mlade Japanke. Nazvaćemo je „Masako".

Masako nije žena sa puno para. Ona radi u jednoj običnoj kancelariji, ali ne voli da žrtvuje kvalitet samo da bi uštedela novac. Njena odeća i šminka su prilično skupe, ali ona veruje da je to ulaganje vredno truda, jer na taj način ona u svakom trenutku izgleda najbolje što može.

Njen ritual kupanja je odmeren, promišljen i potpun, i ona izbegava da koristi jeftine kozmetičke preparate, znajući da bi ta privremena ušteda troškova mogla kasnije da dovede do mnogobrojnih problema u vezi njenog tena.

Ona ujutru kod kuće popije šolju čaja, pojede jedan tost i možda malu činiju zelene salate. Za ručak, ona voli da naruči komplet u restoranu (koji se uglavnom sastoji od kuvanog nezačinjenog pirinča, komada mesa ili ribe, malo povrća i čaja) ili ponekad činiju špageta. Ručati u japanskom restoranu nije skupo, jer za vreme između 12.00 i 14.00 restorani imaju pripremljene posebne obroke, namenjene zaposlenima, koji su ponekad samo malo skuplji od cene jednog jedinog piva ili čaše vina. Pošto se u japanskim restoranima uz obrok besplatno služi voda ili čaj, za ručak ne potroše mnogo.

Za večeru Masako ili ponovo jede ribu, ili odlazi u neki otmeni restoran u kojem se služe jela italijanske ili francuske kuhinje. Ako ne jede u restoranu, ona sama pripremi nešto obimniji obrok, jer je Japancima večera najobimniji obrok celoga dana. Večerava se oko 19.00, a, pošto Japanci ležu dosta kasno, ima dovoljno vremena da se hrana svari i da se legne neopterećenog stomaka.

Masako skoro nikada ne jede dezert – to još nije popularan običaj u Japanu – a porcije koje se služe u toj zemlji su otprilike upola manje od onih koje ćete dobiti u Nemačkoj ili SAD.

Masako radi naporno, ali njen glavni motiv nije novac. Kao i veliki broj mladih koji još nisu u braku, ona živi sa svojim roditeljima. Neke od njenih drugarica žive same, ali iznajmljeni mini-stanovi u japanskim gradovima nisu toliko skupi, prilagođeni su primanjima mladih.

Glavni cilj za Masako je da bude u mogućnosti da pripada grupi (odnosno, da se slaže sa sebi ravnima), kao i da napreduje u skladu sa propisanim tokom života.

Ona se ponekad pridruži svojim kolegama sa posla u nekom karaoke baru, gde otpevaju nekoliko balada u stilu bluza – nazvanih *enka* – uz već snimljenu muziku, pre nego što se metroom vrati kući.

Bez obzira koliko kasno uveče ostala van kuće, Mićiko se redovno okupa pre odlaska na spavanje. Ponekad se čak i istušira narednog jutra pre odlaska na posao.

Iako je dobrog zdravlja, a njeni obroci su veoma dobro uravnoteženi, Masako je po zapadnjačkim standardima izuzetno mršava. Za to je delimično odgovoran nasledni faktor, ali mnogo više činjenica da tipičan japanski način ishrane sadrži hranu sa malim procentom masti, a sastoji se od manjih porcija sa velikim izborom hrane.

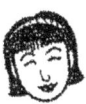

Šta Japanke rade ... a šta ne ...

Da rezimiramo, Japanke uglavnom rade sledeće:

- kupuju kvalitetne proizvode, smatrajući da je taj novac koji je kratkoročno potrošen u stvari dugoročna ušteda

- veoma mnogo se trude da održavaju svoju kožu, štite je od uticaja sredine, i neguju je tako što jedu zdravu hranu

- jedu mnogo raznih vrsti hrane svakoga dana, ali u manjim porcijama

- natenane se kupaju svako veče, a ponekad se istuširaju i narednog jutra

- rade naporno i vredno, a ako je potrebno i prekovremeno

- kad mogu putuju u banju, da bi se opustile i podmladile

- često pevaju (čak i kada nisu muzikalne!) da bi se oslobodile napetosti

A evo i šta skoro nikad ne rade:

- ne koriste jeftine losione ili kreme, koje ne odgovaraju njihovom tipu kože

- ne odlaze na spavanje sa šminkom na licu

- ne jedu ogroman obrok kasno uveče – niti bilo kada preko dana

- ne propuštaju da se svakoga dana okupaju ili istuširaju

- ne zaboravljaju da s vremena na vreme odu na neki „tretman" – bilo da je to masaža, kozmetički tretman, ili bilo šta drugo!

Koliko ste stari?

Izračunavanje životnog doba prema godini u kojoj ste rođeni samo je jedan način za procenu vaše prave „ starosti". Treba da shvatite da imate još četiri „životna doba", a to su: doba kože, doba izgleda, seksualno doba i mentalno doba. Sve to ima uticaja na vaše fizičko i mentalno zdravlje – na to kako se osećate iz dana u dan.

Što se tiče doba kože, svi smo mi sredovečni već posle svog 22.-og ili 23-eg rođendana. Tada dolazi do propadanja tankog lojnog sloja koji prirodno prekriva i vlaži našu kožu, pa mu nadalje moramo pomagati primenom krema ili losiona.

Doba izgleda je, za razliku od doba kože ili hronološke starosti, doba koje možemo da kontrolišemo. Aktivan život, pozitivan stav, kao i pažljivo nanošenje i skidanje šminke, pomažu da po izgledu ostanemo mladi.

Isto tako, i seksualno doba uveliko zavisi od pojedinca.

Seksualni život sa voljenim partnerom, koji vas ispunjava i zadovoljava, deo je načina da ostanete mladi, svejedno da li imate 28 ili 82 godine.

A održavanje vašeg mentalnog doba u njegovoj mladosti znači da treba da se ponašate pomalo kao dete. Ne u tom smislu da budete sebični ili nezreli, već da održavate u svom životu uravnoteženu napetost i pružite sebi s vremena na vreme priliku da se malo poigrate.

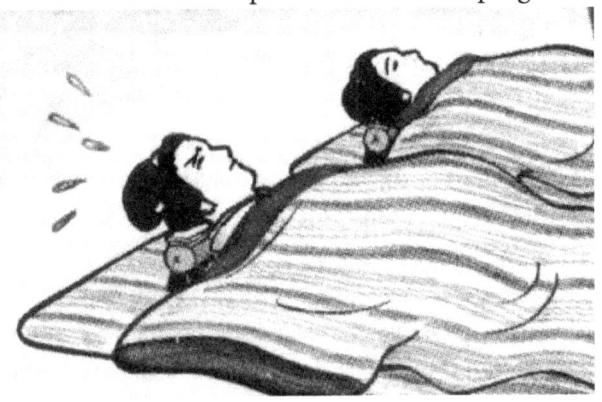

Ne, ne možete sat vratiti unazad, ali zapamtite da se sredstva za kontrolisanje vaše „starosti" nalaze u vašim sopstvenim rukama. Preuzmite kontrolu, i to još sada!

Spavanje na podu

Japanci i danas uglavnom spavaju na podu, po kome se prostre tanki madrac *futon*. Postoje neki dobri razlozi za spavanje na podu, u japanskom stilu – a to su čvrsti oslonac za leđa koji pruža tvrda ali elastična podna prostirka od bambusa *tatami*, osećanje čistoće kada spavate u čistoj posteljini, koja se zategne na šipkama i vetri napolju svakoga dana, kao i majušni tvrdi jastuci punjeni ljuspicama od heljdinog zrna *soba-gara*. Oni nisu ni nalik na vaše voljene jastuke punjene guščijim paperjem, koji su meki i ogromni, ali su zato mnogo bolji za zdravlje, budući da manji tvrdi jastuci dopuštaju vazduhu da cirkuliše. Japanski jastuci sa ljuspicama heljdinog zrna prilagođavaju se obliku glave, a, istovremeno, svojim blagotvornim dejstvom smanjuju vašu temperaturu, koja je često rezultat umora i uzbuđenja.

Ali, čvrsti madrac bi mogao da postigne isti rezultat kao i prostirka za pod. Kada budete sebi stvorili čvrsto mesto za spavanje, važno pitanje će biti kako spavate? Ako želite da sprečite bore, najbolji položaj je da spavate ispruženi na leđima, sa pogledom na plafon. Razmislite o posledicama osmočasovnog spavanja na stomaku, dok je vaše lice zgnječeno u jastuku – ovakav način spavanja, uz pomoć sila zemljine teže, svakako podstiče i ubrzava stvaranje vertikalnih bora ispod očiju, sa obe strane nosa, na obrazima i oko usta. Kada ležite na boku, to je isto tako povoljno za stvaranje bora, budući da pomaže u pravljenju brazdi između obrva, na čelu, obrazima, oko očiju i po čitavoj bočnoj strani lica. Pored toga, ako imate običaj da spavate na samo jednom boku, znojenje proizvodi akne.

Napomena: Da biste lakše zaspali, okupajte se upravo pred odlazak na spavanje, ili popijte malo vina, malčice brendija ili toplo mleko. Izbegavajte da uveče pijete čaj ili kafu, a nemojte ni jesti barem dva sata pre nego što idete na spavanje.

Svileni veš

Uobičajeni zdrav razum nam govori da je pamučno rublje najbolje za higijenu, ali ima mnogo faktora koji idu u prilog i svilenom vešu. Svila dozvoljava cirkulaciju vazduha, sprečava vlaženje, odoleva mirisima, prohladna je leti, a topla zimi. Ona je lagana, udobna, lako se čisti i suši. U njoj se osećate luksuzno, pa – i pored više cene – gledajte na ovo kao na praktično ulaganje.

Kafa i cigarete

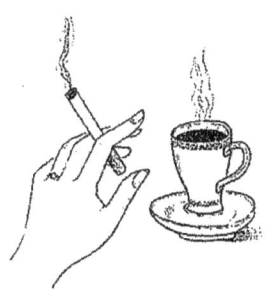

Mnogi ljudi ne mogu da provedu nijedan dan, a da nemaju ispred sebe stalno kafu i cigarete. Ali, oboje su najgori neprijatelji koje vaš ten može da zamisli.

Više od pet šoljica kafe dnevno čini kožu grubom, a da i ne spominjemo haos koji pravi u vašem stomaku. Strastveni pušač prepoznaje se po „ribljoj koži", koja je gruba i suva. Pušenje troši vitamin C (jedna cigareta odnosi i do 25 mg vitamina C), koji je neophodan za zdravu kožu, i dovodi do stvaranja bora tako što sprečava pravilan metabolizam i prenošenje kiseonika do ćelija.

Ukoliko vam je stalo do vaše kože, prestanite da pušite i pokušajte da unošenje kofeina u svoj organizam ograničite na jednu šoljicu dnevno.

Kako da jedete da biste bili zdravi i lepi

Deset zapovesti:

1. Pokušajte da jedete u isto vreme svakoga dana.

2. Jedite po tri obroka dnevno: obilan doručak, srednji ručak i što manju večeru. Preskakanje doručka i nadoknađivanje uveče izazvaće mnogobrojne probleme sa varenjem i preteranom težinom.

3. Pokušajte da ne smanjujete i naglo ne povećavate količine hrane koju jedete.

4. Nemojte ni jesti ni piti previše – to je loše za varenje, kao i za kožu.

5. Trudite se da svakoga dana jedete po 30 raznih

vrsti hrane, u malim količinama, kako biste postigli uravnoteženu ishranu.

6. Pokušajte da unosite uravnotežene količine mesa, ribe i proteina iz raznih drugih vrsti hrane (mahune, sojin sir, i slično).

7. Zelena salata nije glavno jelo, pa čak ni kada ste na dijeti.

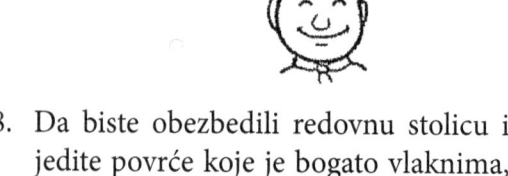

8. Da biste obezbedili redovnu stolicu i cirkulaciju, jedite povrće koje je bogato vlaknima, a pokušajte da u svoju ishranu uključite džigericu i ribu barem po jednom nedeljno.

9. Jedite morske alge, pečurke i manje vrste ribe (kao što su sardine), jer su sve ove vrste hrane bogate mineralima, gvožđem i kalcijumom.

10. Beležite šta jedete tokom tri dana, kako biste procenili hranljivu vrednost i količinu.

Radi lepote, vodite ljubav ujutru

Po tradiciji i običaju, ljubav se vodi noću, posle sastanka ili posle posla, jer noćno vreme opušta sve naše kočnice, čini nas seksepilnijima i uzbudljivijima (ili prikriva naše mane!). Ali, većina stručnjaka kaže da ljubav treba da vodite kada god vas spopadne želja.

Pored toga, postoje dobri razlozi da se romansa pričuva za jutro, i to ako je moguće tokom vikenda, kada ne moramo da jurimo na posao.

Dobra nega kože zahteva opušteni san preko noći, pošto je kupka uklonila prljavštinu i umor koji su se taložili preko dana. Period od 10 uveče do 2 ujutru je vreme kada se ćelije kože najaktivnije proizvode, a isto tako se luče i hormoni povezani sa lepotom. Noć je vreme kada funkcioniše autonomni nervni sistem. Vođenje ljubavi preko noći može nas lišiti ovog važnog perioda koji nam je potreban da bismo sprečili pojavu bora i bubuljica.

Nema ništa gore za vaše lice nego što je ostajanje isuviše kasno noću, i to svake noći. Kao što vam je majka uvek govorila: ženama je potreban san da bi bile lepe. Naučite da se budite u susret radostima jutarnje romanse. Ima li boljeg načina da započnete dan!

Održavanje lepote i van kuće

Ako radite u nekoj kancelariji, ili bilo gde van kuće, onda nailazite na neke specijalne izazove lepoti. Evo nekih saveta japanskih stručnjaka za očuvanje lepote vašeg lica, kao i negu vašeg tela. (Uopšteno govoreći, trebalo bi da opustite kožu tako što barem jednom nedeljno nećete stavljati šminku. I bez obzira kako kasno dolazite kući, uvek umite lice.)

Ako radite u kancelariji – Nanesite hidrantni losion po potrebi da biste sprečili negativne uticaje erkondišna ili grejanja. Ako izlazite negde posle posla, odvojte prvo nekoliko minuta da očistite lice, namažete ga hidrantnom kremom i nanesete novu podlogu. Uvek u svojoj tašni držite nekoliko flašica raznih losiona za čišćenje i negu lica.

Ako radite na terenu – Nanesite laganu podlogu na bazi ulja, kako biste zaštitili kožu od ultraljubičastih zraka i vetra. Upotrebite samo malčice rumenila. Tokom dana mažite ruke kremom, a i lice zaštitnom kremom preko šminke, po potrebi. Pazite se opekotina od sunčevih zraka na licu, kao i na rukama i svim ostalim nezaštićenim oblastima.

Kada letite avionom – Nanesite hidratantni losion čak i preko šminke, budući da je vazduh u kabini obično hladan i suv – pa zateže kožu. Pokušajte da popijete nekoliko čaša vode tokom leta, kako biste sprečili dehidraciju. Japanci su, bilo da putuju vozom ili avionom, čuveni po tome što znaju kako da se u prevoznom sredstvu osećaju kao kod sopstvene kuće.

Čim avion poleti u vazduh, cipele se odmah skidaju i zamenjuju papučama (koje sada putnicima daju i mnogi zapadni prevoznici, a ne samo japanske avio-kompanije). Ukoliko je let dug, povremeno ustanite sa svog sedišta da biste protegli noge i prošetali se, a pokušajte i japanski trik da skinete cipele kako bi vam bilo udobnije i da biste sprečili oticanje stopala.

Osvežite se pre sletanja tako što ćete oprati zube, doterati šminku i zagladiti kosu. Naručite vegetarijanski obrok u avionu umesto onog standardnog – od mesa ćete uvek osećati težinu u stomaku ako ste duže vreme neaktivni. Sastojci u vegetarijanskom obroku su svežiji, sadrže više dijetalnih vlakana, a manje šećera i masti. Odreknite se alkoholnih pića – vazduh pod pritiskom u kabini podstiče štetne uticaje alkohola.

Ako provodite mnogo vremena na nogama – Za vreme pauza radite vežbe istezanja i masirajte stopala da biste pomogli svojim umornim nogama i leđima da se povrate. Čim stignete kući, izujte cipele i podignite noge nekoliko minuta da biste umanjili otok, pa zatim zamočite stopala i donji deo nogu u hladnu vodu, ili protrljajte noge vlažnim peškirom od članaka do butina.

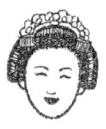

3. KAKO DA POSTANETE I OSTANETE VITKI – ZAUVEK!

Hrana je sastavljena od vitamina, minerala i tri glavna hranljiva sastojka: proteina, ugljenih hidrata i masti. Ljudska bića, bilo da žive u Tokiju ili Beogradu, bilo da imaju telo sumo rvača ili gejše, zahtevaju identične proporcije svakog od ovih hranljivih sastojaka. Evo sada malog kviza. Koji hranljivi sastojak treba da dominira? Koji treba da bude zastupljen u najmanjoj razmeri? I kolika je količina svakog od tih sastojaka potrebna jednoj osobi?

Ako ste nalik na većinu ljudi u Evropi, verovatno ćete reći da je protein najpotrebniji sastojak u našoj ishrani. „Svima nama je povremeno potrebno meso" – je uobičajeni odgovor. Da, ali koliko nam je proteina zaista potrebno? U pogledu onoga što stručnjaci smatraju idealnom ishranom, i Japanci i Evropljani su začuđujuće slični. U oba ova dela zemljine kugle, savršena (odnosno, najzdravija) ishrana zavisi od suštinski iste razmere između proteina, ugljenih hidrata i masti. Ali, iako su ciljevi u pogledu ishrane isti, navike Evropljana i Japanaca se znatno razlikuju.

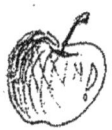 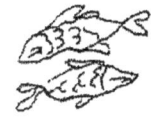 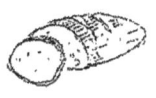 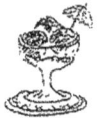

Zdravlje i vaš način ishrane

Proteini unose u organizam azot i aminokiseline potrebne za tkiva kože, kosu i mozak, kao i neke druge organe. Oni to isto čine i za hormone, kao i za antitela koja se bore protiv infekcija. Izvori: meso i živina, varivo, sir, mleko i sojin sir.

Ugljeni hidrati sprečavaju da se proteini koriste za energiju, tako da se oni mogu upotrebiti isključivo za izgradnju tela. Ugljeni hidrati su glavni izvor energije. Izvori: povrće, varivo, voće i žitarice.

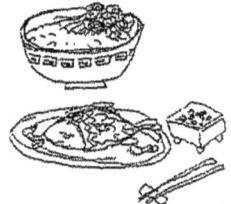

Masti donose vitamine rastvorljive u masti, pružaju skoncentrisanu energiju, i obezbeđuju izolaciju za organe i telo. Izvori: mleko i sir, meso, puter, margarin, orasi i ulja.

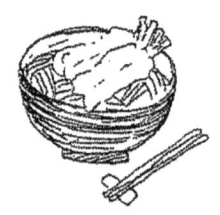

- Više od 40 posto energije koju konzumira prosečni Evropljanin čine masti. Svaki od njih pojede otprilike istu količinu proteina kao i tipičan Japanac, ali zato konzumira oko 20% više masti od Japanaca (uglavnom u obliku kolača, čipsa, hamburgera, i slično).

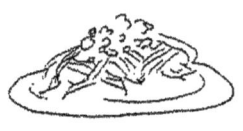

- U proseku, ishrana Evropljana je monotona, i njome dominira manji broj obimnijih jela sa isuviše mnogo praznih kalorija. U prevodu: Evropljani konzumiraju previše visoko-

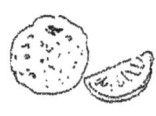

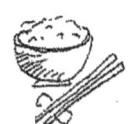

kalorične hrane bez unošenja odgovarajućih hranljivih vrednosti.

- U ishrani tipičnog Evropljanina nedostaje dovoljno kalcijuma. Ovo se može ispraviti ako se pije dovoljno mleka ili, kao što to Japanci rade, ako se jedu sitnije vrste ribe (na primer, sardine) ili morske alge, jer su obe ove namirnice izvanredni izvori kalcijuma. Nedostatak kalcijuma je prvenstveni krivac za bolno oboljenje kostiju – osteoporozu, koja je uobičajena kod Evropljanki u post-menopauzalnom dobu.

Nije ni čudo, znači, što veštački dodaci ishrani nisu ni izdaleka toliko popularni u Japanu koliko u Evropi, čiji stanovnici često pokušavaju da nadoknade nedostatke u svojoj ishrani time što gutaju vitamine.

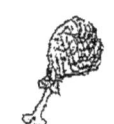

Tipična zapadnjačka ishrana nasuprot standardnoj japanskoj ishrani

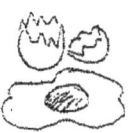

Tipična evropska ishrana pokazuje nedostatak kompleksnih ugljenih hidrata (integralne žitarice i povrće), kao i preveliki naglasak na mastima. Suprotno tome, ishrana Japanaca – u proseku – obuhvata veći procenat kompleksnih ugljenih hidrata i mnogo manje unošenje masti. (Prosečni Japanac konzumira 110 kg povrća svake godine, što je jedna od najviših cifara na svetu.)

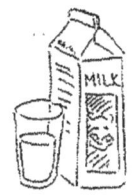

Američke preporuke za ishranu navode 2.000 kalorija dnevno za žene, s tim što se – u odnosu na različitu konstituciju, doba i fizičku aktivnost – ta brojka može kretati od 1.600 do 2.400 kalorija dnevno. Međutim,

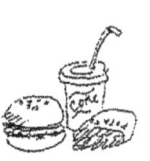

prosečna Amerikanka konzumira oko 3.347 kalorija dnevno, od čega 45 procenata dobija iz masti. Japanka, s druge strane, konzumira oko 2.600 kalorija dnevno, od čega samo 28 procenata dolazi od masti, a čak 59,2 procenta od ugljenih hidrata.

Ne želimo da kažemo da je japanska ishrana savršena, već jednostavno to da su Japanci, tokom nekoliko decenija, razvili šemu ishrane koja je mnogo bliža razmerama za koje je čak i medicina u Evropi i SAD već odredila da povoljno utiču na zdravlje i dugovečnost. Međutim, ishrana u Japanu se menja. Iako se može reći da je, uopšteno govoreći, ravnoteža u ishrani dobra, ima znakova da se konzumiranje proteina povećava.

Kako Zapad utiče na ishranu u Japanu

Upravo posle Drugog svetskog rata, 1950. godine, Japanci su patili od slabe ishrane u kojoj su izuzetno nedostajale masti. Ali, do 1981. godine, japanska ishrana je postigla idealnu ravnotežu.

Dobre strane ishrane u japanskom stilu

Ishrana u japanskom stilu ima puno dobrih osobina. To ne znači da treba da jedete suši (jelo od sirove ribe i kuvanog pirinča) tri puta dnevno. Pod ishranom u japanskom stilu podrazumevano hranu koja:

- Sadrži veliki procenat kompleksnih ugljenih hidrata (voće, povrće, žitarice, varivo)

- Sadrži mali procenat masti i šećera

- Sadrži puno hranljivih vlakana

- Sadrži mali procenat mesnih proteina; a veliki procenat ribljih i proteina iz povrća

- Nije prerađena, već sveža

- Ima veliku raznovrsnost

- Služi se u manjim porcijama

- Koristi od ishrane u japanskom stilu su ogromne, jer nam ovakva ishrana pruža priliku da u velikoj meri smanjimo rizik od nekih opasnih oboljenja:

- Nedostatak vlakana dovodi do srčanih oboljenja, dijabetisa, hipoglikemije, kamenja u žučnoj kesi i raka.

- Isuviše šećera u hrani je glavni krivac za dijabetis, hipoglikemiju i srčana oboljenja.

- Isuviše masti povezuje se sa rakom na dojci i crevima, a postoji još neispitana verovatnoća da utiče i na pojavu raka na pankreasu, prostati i jajnicima.

- Holesterol, koji se nalazi u jajima, puteru, džigerici, itd., predstavlja glavni razlog za srčana oboljenja.

Kontrola težine i uravnotežena ishrana su očigledni ključevi ne samo za lepotu, već i za zdravlje. Pa opet, prema mišljenju Japanaca izgleda da većina žena na Zapadu ili suviše ili premalo jede. Ono prvo je put ka gojaznosti i sa njom povezanim bolestima, a drugo ka amenoreji (privremenoj pauzi u menstrualnom ciklusu), oboljenjima jetre, kostobolji, anoreksiji, pa čak i smrti. Nije ni potrebno da naglasimo kolike se opasnosti kriju u pogrešnoj ishrani.

Tajne mršavljenja pomoću „razmišljanja na način vitkih"

Ljudi koji imaju tendenciju ka suvišnoj težini često se drže navika koje osuđuju na propast njihove najbolje napore ka slabljenju. Ako izmenite ili izbacite takve loše navike, pa ih zamenite navikama vitkih ljudi, možete uneti velike izmene, a da ne pojedete nijedan grejpfrut.

Da li vi, na primer:

- Jedete između obroka, grickajući čips ili keks dok radite ili gledate televiziju? (Ako morate nešto da grickate, neka to makar budu kalorije koje nešto vrede: povrće iseckano na štapiće, krekeri od pirinča, ili voće.)

- Preskačete doručak, pa onda nešto grickate čitavog dana da biste to nadoknadili?

- Imate običaj da jedete i pijete upravo pred odlazak na spavanje?

- Nikada ne potrčite da biste stigli autobus?

- Uvek izbegavate da idete stepeništem umesto liftom?

- Sednete na stolicu čim nađete prazno mesto?

- Jedete čak i dok vozite kola, ili šetate ulicom?

- Kuvate i pripremate više hrane nego što vam je zaista potrebno?

- Čuvate velike količine rezervi hrane u frižideru?

- Jedete brzo?

Ukoliko se bilo šta od ovoga odnosi na vas, pokušajte da to zamenite navikama koje će vam pomoći da smršate:

- Pripremajte tri obroka dnevno, u isto vreme svakoga dana. Redovna ishrana je važna, a takođe je i efikasna u odvikavanju od grickanja između obroka.

- Jedite polako, i svaki zalogaj dobro prožvaćite.

- Postanite gurman, pa uživajte u kvalitetu (a ne kvantitetu) hrane koju jedete.

- Nemojte jesti posle 8 sati uveče, a ako jedete, nemojte leći da spavate barem dva sata posle tog obroka.

- Uvek idite da kupujete hranu sa punim stomakom.

- Nemojte čitati novine ili gledati TV dok jedete.

- Nemojte pretrpavati frižider ili ormane suvišnim rezervama hrane.

- Nikada nemojte kupovati grickalice ili slatkiše; umesto toga uvek u kući imajte svežeg voća.

- Izbegavajte prženu hranu i kremaste umake koji su teški za varenje.

- Izbegavajte alkohol, ili se barem ograničite na jedno piće.

- Pripremite samo onoliko hrane koliko možete pojesti da vam bude dovoljno, a da vam ništa ne preostane.

- Ako večerate napolju, jedite manje čitavog tog dana.

- Ako idete na neki prijem, probajte PO MALO od svega, a puno ničega.

- Izbegavajte da jedete SAMO dijetalnu hranu: to je opasno po vaše zdravlje.

- Zamenite puter margarinom.

- Naučite da pijete kafu i čaj bez šećera i šlaga.

- Kuvajte hranu u vodi ili na pari, radije nego da je pržite.

- Uklonite kožicu sa pileta – iz nje se unosi jedna četvrtina kalorija – a takođe skinite i masnoću sa mesa pre nego što počnete da ga jedete. Pokušajte da kupujete samo posno meso.

- Izbegavajte veoma začinjenu hranu, budući da je lako

doći u iskušenje da se prejedete artiklima bogatog ukusa.

- Popijte čašu vode PRE nego što sednete da jedete, pa nećete toliko mnogo jesti.

- Ako morate da pojedete nešto za dezert, odaberite voće.

- Nemojte pokušavati da okrenete novi list preko noći. Isprobajte po jedno japansko jelo jednom nedeljno, pa zatim postepeno unosite principe japanske kuhinje u svoj život.

Održavanje zdravlja i kontrola težine idu ruku pod ruku, pa ćete uspostavljanjem nekih osnovnih dobrih navika uskoro biti na putu ka dobro uravnoteženom životnom stilu. Ako možete, pokušajte da se pridržavate japanskog stila ishrane, tako što ćete svakoga dana uključivati oko 30 raznih vrsti hrane u manjim porcijama. Gojaznost je relativno retka među Japancima, a njihov stil ishrane svakako pomaže pri sprečavanju preteranog konzumiranja hrane. To je navika koju zaista vredi imitirati ukoliko je vitkost – i, uopšte, pravilna ishrana – vaš cilj.

Kako da mudro držite dijetu

Profesorka Kazuko Asano, čuveni stručnjak za ishranu, osmislila je jedan razuman i jednostavan metod za držanje dijete. Sve namirnice su klasifikovane u jednu od četiri grupe hrane, kojima se dodeljuju poeni,

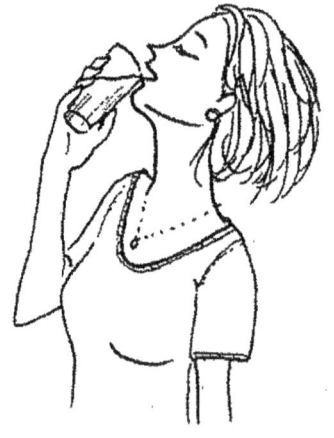

kako bi se obezbedila uravnoteženost niskokalorične ishrane.

1. Mlečna grupa: mleko, mlečni proizvodi i jaja. Dobri izvori proteina, kalcijuma (bitnog za jake kosti) i vitamina B.

2. Proteinska grupa: riba, školjke, meso, varivo i pasulj. Dobri su za zdrave, mladalačke organe, ćelije, kožu i kosu.

3. Grupa povrća / voća: zeleno, crveno i žuto povrće, krompir i voće. Bogati su vitaminom C i tkivima, koji pomažu da se „istružu" creva, spreči zatvor i rak creva.

4. Grupa ugljenih hidrata: Žitarice, ulje, šećer i slatkiši. Direktni izvori energije. Podesite nivo prema tome koliko aktivan život vodite.

Sistem poena: jedan poen jednak je jednoj porciji od 80 kalorija.

Vaš cilj: Da jedete barem po tri poena vrednosti hrane iz svake od prve tri grupe, a da ostatak kalorija dobijete iz četvrte grupe, tako da ukupno unosite u organizam oko 20 poena svakoga dana.

Na primer, svaka od narednih namirnica vredi jedan poen:

1. Jedno jaje (oko 48 grama)

2. Jedan manji krompir (oko 100 grama)

3. Jedna jabuka (oko 160 grama)

4. Riblji file (oko 100 grama)

5. Dve manje pomorandže (oko 180 grama)

6. Pola šoljice pirinča (oko 60 grama)

7. Kriška hleba (oko 30 grama)

8. Teleća šnicla (oko 70 grama)

9. Goveđi file (oko 55 grama)

10. Piletina, bez kožice (oko 70 grama)

11. Tri šnita šunke (oko 64 grama)

12. Tri parčeta slanine (oko 40 grama)

13. Manja čaša mleka (oko 141 ml)

14. Komad sojinog sira (oko 136 grama)

15. Dva račića (oko 88 grama)

16. Deset manjih ostriga (oko 114 grama)

Ono što vi želite da postignete je maksimalna raznovrsnost hrane, bez prelaženja ograničenja u pogledu poena. Evo uzorka ishrane za jedan dan:

Doručak = 3,5 poena

Jaje = 1 poen (mlečna grupa)

Mleko = 1 poen (mlečna grupa)

Kriška hleba = 1 poen (ugljeni hidrati)

Pomorandža = 1/2 poena (voće)

Ručak = 6 poena

Manja činija špageta = 4 poena (ugljeni hidrati)

Sa mesnim kuglicama = 1 poen (protein)

Jelo od povrća, oko 300 grama = 1 poen (povrće)

Večera = 8,5 poena

Dve kriške sira = 1 poen (mlečna grupa)

Šnicla od barene ribe sa soja sosom = 1 poen (protein)

Jedan krompir = 1 poen (povrće)

Salata od morskih plodova (100 grama) = 1 poen (povrće/protein)

Sveže povrće (300 grama) = 1 poen (povrće)

Velika jabuka = 1,5 poena (voće)

Šolja pirinča = 2 poena (ugljeni hidrati)

Ukupno za ceo dan = 18 poena + 2 poena za začine = Ukupan zbir od 20 poena x 80 kalorija = 1.600 kalorija

Po grupama:

1. Mlečna grupa = 3 poena

2. Proteinska grupa = 3 poena

3. Grupa povrća / voća = 5 poena

4. Grupa ugljenih hidrata = 7 poena

Zapamtite, treba da pojedete hrane u vrednosti od barem tri poena za svaku od prve tri grupe, a da smanjite unošenje ugljenih hidrata kada pokušavate da kontrolišete svoju težinu.

I kada god vam se desi da vam kočnice popuste – a to će se dešavati, bilo kod kuće ili kad izađete u neki restoran – nadoknadite to time što ćete smanjiti naredni obrok.

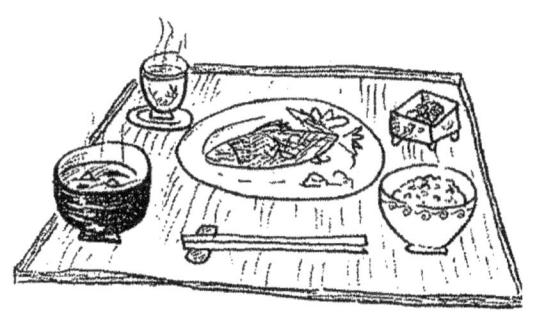

Japanska hrana = zdrava kuhinja

Šta je zapravo ono što japansku hranu čini toliko dobrom za zdravlje? Pre svega, pirinač je osnovna namirnica koja se služi uz većinu obroka. Pirinač je osnova japanske kuhinje već više od 2.000 godina, pa iako se francuske vekne i nemački hleb polako probijaju i na japanske stolove, pirinač ostaje popularan.

Jedno od najomiljenijih jela za ručak je nešto što se zove „pirinač sa karijem", a to je običan beli pirinač prekriven pomalo ljutkastim sosom od karija sa kuvanom govedinom, filetima i povrćem. Druga omiljena vrsta ručka je bento, a to je kutija za ručak sa odeljcima za povrće, ribu ili meso, kao i – naravno – veliku porciju pirinča.

Japanci isto onoliko drže do svog pirinča i njegove pripreme koliko i Francuzi do svog sira ili vina. Prihvatljivima se smatraju jedino dve domaće vrste belog pirinča. Ukoliko je vama više stalo do većeg sastojka vlakana i veće hranljive vrednosti, možda ćete želeti da se držite manje prerađenog braon pirinča, koji je u Japanu poznat kao genmai.

U poslednje vreme su Japanci počeli da jedu (za doručak!) krem supu od kukuruza, ali uopšteno govoreće, krem supe se retko sreću. Japanci više vole da jedu lakše supe, kao što je miso (fermentirana pasta od pasulja dodata u riblju čorbu), kao i bistre supe napravljene od morskih algi ili raznih vrsti ribe. U ovakve supe se mogu dodati sitno seckana riba, meso, sojin sir ili razne vrste povrća.

Glavno jelo je obično riba ili meso, najčešće pripremljeno na niskokaloričan način: bareno, kuvano ili dinstano u začinjenom soja sosu – ili čak sirovo. Ovakav način pripreme koristi se uglavnom da bi se očuvala prirodna aroma, ali drugi njegov rezultat je smanjivanje kalorija do minimuma. Relativno kratko vreme kuvanja za japanska jela takođe omogućava zadržavanje vitamina i minerala u hrani do najveće moguće mere.

Japanci su počeli da jedu meso tek pre nekih 150 godina, jer se meso u budističkoj religiji smatra nečistim. A i dan danas, kad Japanci sve više jedu meso, ono je i dalje skupo u odnosu na druge namirnice.

Zato meso ostaje luksuzni artikal u Japanu, pa se koristi u malim količinama. Ono se retko jede u obliku šnicle, već se radije secka na tanke komadiće da bi se napravio sukijaki, neka vrsta lakog gulaša, ili šabu-šabu, jelo dobijeno kuvanjem u velikom mesinganom loncu. Kuvanje dovodi do odvajanja masnoće sa mesa, i ta masnoća se ne jede već se baca. Posle kuvanja, meso se začini tako što se zamoči u jedan od nekoliko raznovrsnih začina. Nije ni potrebno da napominjemo da je potrošnja životinjske masti veoma niska u Japanu.

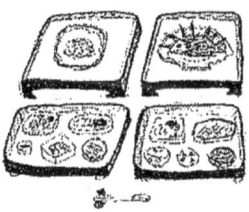

Svakodnevna japanska jela

Razmotrićemo razliku u pogledu hranljive vrednosti koja postoji između zapadnjačkog doručka, koji se sastoji od kafe i krofne ili kifle, i tradicionalnog obroka za Japance ujutru: supa miso (fermentirana pasta od pasulja), sirovo jaje, riba, razno povrće, pirinač i čaj.

Zapadnjački stil doručka nabrzinu pruža početni dotok energije, ali čim iščezne vrhunac navale šećera, to isto se desi i sa vašom energijom. Takav obrok sadrži velike količine masti, ali ne pruža dovoljno bitnih hranljivih sastojaka.

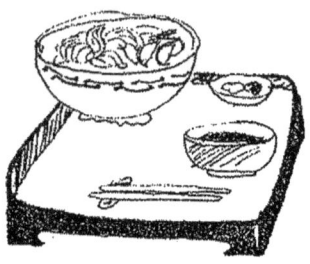

Japanski doručak, s druge strane, sadrži obilne količine proteina, ugljenih hidrata, masti i drugih hranljivih supstanci, a nimalo prerađenog šećera. Ovo dovodi do postepenog otpuštanja glukoze u krvotok, kao i uravnoteženo visokog nivoa energije tokom čitavog dana. Naravno, vi ne morate jesti ribu i sirovo jaje za doručak kako biste ovo postigli – omiljena zapadnjačka hrana, kao što su integralne žitarice i hleb, voće, itd., imaće iste efekte.

Ručak je za Japance, koji su veoma obuzeti svojim poslom, obično veoma površan događaj – možda samo činija začinjenih testenina, ili manja porcija pirinča sa karijem. Ali, čak i ova hrana je bogata veoma hranljivim sastojcima. Vrsta testenina od heljde, soba, je na primer izvanredan izvor kompleksnih ugljenih hidrata i proteina. Ovo jelo može se služiti toplo ili hladno, sa pikantnim sosom na bazi soje ili preliveno ribljom čorbom, dok se u njemu takođe mogu naći tanušni prženi komadići sojinog sira, ribe, povrća ili račića pohovanih sa povrćem – tempura.

Za večeru, većina ljudi jede kod kuće, i to obrok koji se sastoji od ribe, mesa sa roštilja, povrća i – naravno – pirinča.

Primetićete da uopšte nismo spomenuli dezert. Slatkiši u zapadnjačkom stilu, kao što je sladoled, kolačići i čokolada, ušli su u upotrebu u Japanu, ali se uglavnom konzumiraju u manjim količinama kao povremena zakuska. Uštipci, krofne i drugi omiljeni zapadnjački artikli uopšte nisu dobro primljeni u Japanu, jer se smatra da su isuviše slatki, i to na neprijatan način.

Ali, to ne znači da Japanci nisu ljubitelji slatkiša. Naprotiv, japanska poslastica vagaši, koja se jede uz pomalo gorak zeleni čaj, datira još iz sedmog veka. Glavni sastojak japanskih slatkiša je slatkasta pasta koja se pravi od crvenog pasulja azuki, pomešanog sa šećerom i vodom. Azuki je pravi dragulj, namirnica koja funkcioniše tako što rastvara masti u krvotoku. Ovi tradicionalni slatkiši su bez mlečnih proizvoda, biljnih ulja i veštačkih aroma. Ostali glavni sastojci su pšenično brašno, pirinač i umerene količine oraha i semenskih biljaka. Krajnji proizvod je uživanje za pogled, jer predstavlja motive iz prirode. Pasta od pasulja takođe se koristi za pravljenje jedne druge poslastice, u koju se dodaje agar-agar i koja pomalo liči na bombone, a zove se jookan. Agar-agar se dobija od morskih algi.

Morske alge su još jedan bitan sastojak japanske ishrane. Posetioci iz Evrope koji su imali prilike da jedu u nekom japanskom restoranu, prisetiće se ove namirnice kao omotača oko nekih vrsti pirinčanih zamotuljaka sa komadima sirove ribe suši; raznorazne vrste morskih algi takođe se koriste pri spremanju supa, salata, jela sa testeninama, a čak i zasebno, u vidu grickalica. Morske alge su bogate dijetalnim vlaknima, dobre su za varenje i izvanredan izvor vitamina i minerala. I što je najvažnije – nemaju kalorija!

Omladina rado odlazi u restorane u kojima se služe bifteci i hamburgeri, ali sa godinama Japanci se sve više vraćaju ribi, koja se lakše vari, a takođe ima manji procenat masnoće i holesterola. Riba je dobar izvor proteina i kalcijuma, a riblje ulje pomaže da se snizi nivo holesterola u telu.

Životinjski protein nije jedini izvor proteina (a ni ugljenih hidrata) u japanskoj ishrani. Namirnice na bazi soje igraju veliku ulogu. Savršeni primer je sojin sir tofu. Tofu se jede sirov, u obliku svilenkastih kriški, ili se koristi za pravljenje desetina različitih jela. Sojina zrna, koja sadrže neživotinjske proteine najvišeg kvaliteta, takođe se koriste za pravljenje jela kao što je miso (fermentirana pasta od pasulja), raznih sosova i preliva, a gotovo svakodnevno se konzumiraju i u raznovrsnim supama.

Budistički sveštenici su pre mnogo vekova razvili jedan prehrambeni dijetalni režim koji uopšte ne koristi životinjske proteine i nazvali su ga šođin rjori. Slično kuhinji kaiseki, i kuhinja šođin sastoji se od mnogobrojnih jela, uključujući pirinač i supu, sa sastojcima koji variraju u skladu sa godišnjim dobom. Umesto mesa ili ribe, lagani kolačići od pšenice i sojinih proizvoda – uključujući sojin sir – pripremaju se na veoma maštovite načine, tako da umnogome liče na ove namirnice. Jedan popularan i moderan restoran u Tokiju, na primer, ima podugačak meni podeljen na „meso", „ribu" i „povrće", gde su čak navedena jela kao što su „rakovi", „bifteci" i slično. Zahvaljujući veštom stavljanju začina, mnogi od ovih kolačića koji su u stvari napravljeni od pšenice i sojinih proizvoda zaista izgledaju kao jela čiji im je naziv dat – pa čak imaju i isti ukus!

Pored pirinča i glavnog jela sa proteinima, japanski obroci obično sadrže i neko dodatno jelo od povrća. Tipično takvo jelo je sunomono, ili povrće u sirćetu. Sirće sa povrćem je dragoceno radi alkalovanja krvi i drugih krvnih tečnosti. U slučaju jela sukijaki ili šabušabu, povrće se kuva zajedno sa govedinom. Zatim, tu je nabemono, neka vrsta paprikaša ili bosanskog lonca, koji se sprema direktno na stolu. On može sadržati ribu, školjke, praziluk, šargarepu, kineski kupus, japanske rotkve, jednu želatinoznu vrstu povrća koja je izvanredna za varenje a poznata je pod nazivom đavolji jezik, pečurke šiitake, a možda i malo sitno seckane piletine. Takvo jelo će svakako pokriti većinu vaših potreba u pogledu unošenja hranljivih materija u organizam.

Ulje nije izbačeno iz japanske kuhinje, ali je ograničeno na vrste koje se dobijaju od povrća, kao što je to ulje od susama i šafrana. Biljno ulje se koristi, na primer, za pravljenje jela tempura, obroka od pohovane ribe i povrća.

Japanska kuhinja mnogo drži i do izgleda jela. Pa opet, japanska jela najčešće nisu samo privlačna za oko, već su zaista ukusna i zasićuju, budući da sadrže pirinač i povrće. Najkvalitetniji deo japanske kuhinje je kaiseki, obrok koja se sastoji od velikog broja jela koja se služe na malim lakiranim posudama (one su same po sebi remek-delo) i koja vam donose otmene kelnerice u kimonima, tako da vam se čini da to uživanje nikada neće prestati. Velika posuda „u porodičnom stilu" iz koje svi zajedno jedu retko se koristi, osim na selu.

Napomena: Jedna od glavnih mana japanske kuhinje je preterano oslanjanje na soja sos i druge začine koji sadrže previše natrijuma. Budite oprezni kada dodajete so u jela, pa pokušajte da umesto soli stavite soja sos, a da umanjite ili izbacite količinu soli koja je zapisana u receptima.

Da rezimiramo, japanska kuhinja može biti idealan način ishrane – bogata hranljivim materijama, niskokalorična, tako da prija nepcu a ne dodaje kilograme. Još jedna važna osobina japanskih jela je da su lako svarljiva.

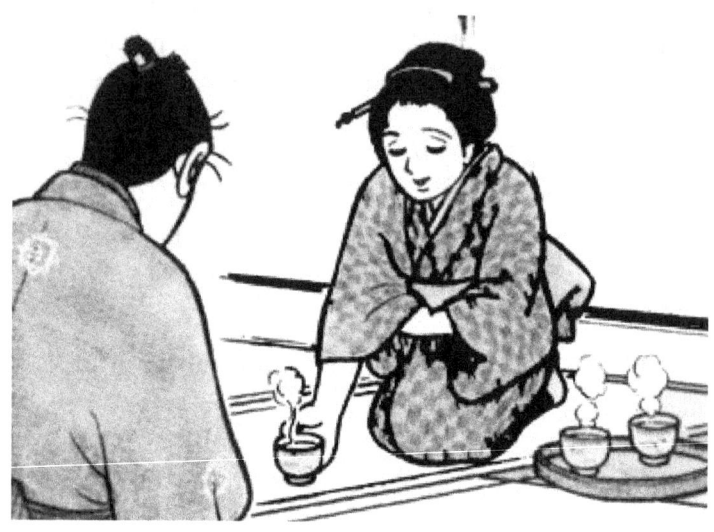

Misteriozne osobine „dijetalnog" čaja

Nije nikakva tajna da i Japanci, kao većina stanovnika Azije, vole čaj. U kafanicama, koje se u Japanu mogu naći na svakom ćošku, uvek ćete moći da dobijete čaj sa mlekom ili limunom. Ako ste pozvani kao gost u nečiju kuću ili kancelariju, možete očekivati da će vam domaćin ponuditi šolju zelenog čaja ili, leti, ohlađenog mugića, odnosno čaja od ječma. Žene i dalje izučavaju drevnu umetnost ceremonije služenja čaja, za koju se priprema specijalan zeleni čaj u prahu. Poslastičarnice u svom meniju imaju razne vrste aromatizovanog zelenog čaja, a čak i u automatima se pored koka-kole svuda može naći vrući i hladni čaj u konzervi.

Takozvani „čajevi za mršavljenje" stekli su popularnost u Japanu, naročito među ženama, kao pomagalo za gubljenje kilograma. Specijalni čaj poznat pod imenom *polei* veoma je cenjen među onima koji pokušavaju da smršaju, kako zbog toga što smanjuje apetit, tako i zbog svojih diuretičnih osobina (podstiče izlučivanje mokraće). Iako se ovim povodom mišljenja ne slažu, neki zagovornici ovog čaja tvrde da je on takođe dragocen u smanjivanju triglicerida – masnih naslaga u telu. Oni isto tako tvrde da čaj polei pomaže da se smanji povišeni krvni pritisak, kao i da se uklone alergijske reakcije. Uopšteno govoreći, postoji šest osnovnih tipova čaja, prema tome koliko dugo on fermentira: zeleni, beli, plavi, crveni, žuti i crni. Polei spada u grupu crnih čajeva, koji se najduže ostavljaju da fermentiraju.

Tek nedavno su Japanke počele da paze na svoju težinu, pa su se okrenule čaju polei radi pomoći u skidanju suvišnih kilograma. Jedan od glavnih zagovornika ovog čaja je Dr Eiroku Hajaši, predavač na Medicinskom fakultetu Univerziteta u Tokiju. Dr Hajaši je takođe i glavni lekar u Japanskom udruženju sumo rvača. Njegov posao je fantastičan – on nadgleda sumo rvače dok uvećavaju svoju težinu za desetine i desetine kilograma, a zatim im, kada se povuku iz profesionalne karijere rvanja i postanu treneri, pomaže da tu istu težinu smanjuju. Možete i sami zamisliti kolike su teškoće u ovakvom poslu. Pošto se naviknu da godinama moraju da jedu što više mogu da bi bili što uspešniji u ovom sportu, mnogim takmičarima je gotovo nemoguće da pokažu bilo kakvu samokontrolu kada sednu za sto, iako je to za njih bukvalno pitanje života i smrti. Budući da je većina njih nesposobna da se pridržava bilo kakve dijete, Dr Hajaši je razvio režim ishrane zasnovan na čaju polei koji im pomaže da se vrate na put ka zdravlju i vitalnosti. Ključ njihovog uspeha u

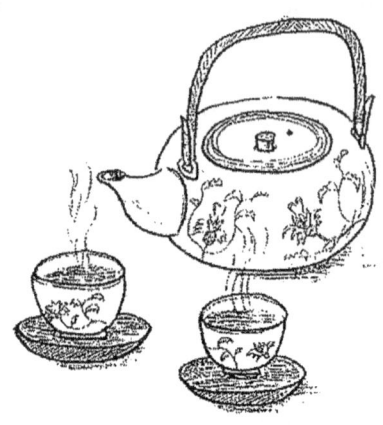

vraćanju na težinu pre započinjanja karijere sumo rvača je ovaj režim ishrane sa „dijetalnim čajem". (Obratite pažnju na to da ovakav režim dijete mora biti propraćen stalnim kontrolisanjem holesterola u krvi, triglicerida, kao i nivoa mokraćne kiseline.) Značajni rezultati su vidljivi već u roku od šest meseci, jer ovaj čaj neizostavno pomaže da se smanje ti nezamislivi apetiti.

Klijenti Dr Hajašija nisu samo sumo rvači, već dolaze i iz raznih drugih oblasti života. On tvrdi da su svi koji su mu se obratili postigli uspeh u skidanju kilograma, a u nekim slučajevima i u borbi protiv dijabetisa, povišenog krvnog pritiska ili alergije, tako što su pili čaj polei.

Sumo rvač i čaj polei:

Težina u kg	161.7	159.5	155.2
Holesterol*	290	286	250
Neutralne masti*	416	374	355
Šećer u krvi*	141	136	132
Mokraćna kiselina*	10.6	10.3	10.3

| Azot u mokraći* | 21 | 22.3 | 19.5 |
| HDL–C* ** | 22 | 26 | 32 |

*miligrama / decilitru

** Koncentracija lipoproteina visoke gustine (jednog tipa holesterola) bi trebalo da bude najmanje iznad 45, a idealno je 60.

Napomena: Ovaj sumo rvač nije menjao svoje navike u pogledu ishrane, osim što je svakodnevno pio čaj polei. Posle šest meseci, iako gubitak njegove težine nije znatan, zadivljuju smanjeni nivo holesterola i povećana koncentracija lipoproteina.

Polei (ili *bo-lei*) čaj je takođe poznat na mandarinskom kineskom kao pu-erh čaj, i može se naći u većini kineskih prodavnica hrane i delikatesa. Uputstva za upotrebu naći ćete na pakovanju, i to na engleskom ili nekom drugom evropskom jeziku.

Ako ne možete da pronađete ovaj čaj, veoma dobra zamena za njega je čaj uron (latinicom piše se kao ulong), koga ima u mnogim kineskim prodavnicama hrane.

Gimnastika radi gubljenja težine

Držanje dijete je samo prvi korak na putu ka gubljenju težine. Druga ključna komponenta za uspeh je gimnastika. Vežbanje poboljšava sposobnost krvi i limfne tečnosti da odnose hranljive supstance do ćelija, gde su i potrebne. A vežbanje je takođe i sredstvo za kontrolisanje metabolizma. Pomoću gimnastike se poboljšava i sposobnost tela da gradi mišiće. Kod tromih ljudi koji mnogo sede, ovaj proces je zaustavljen, pa će telo umesto toga hranu pretvarati u masna tkiva.

Pokušajte da napravite takav plan da gimnastiku radite barem sat vremena pre ručka ili večere. Isuviše rano ujutru, telo jednostavno nije spremno za napore. Isuviše kasno, opet, gimnastika će uticati na san. Pokušajte da radite vežbe istezanja ujutru, ali pravu aktivnu gimnastiku ostavite za kasnije, kada ste već dobro razbuđeni, a stomak vam je prazan.

Vežbanje do znoja je dokaz da je vaš režim ispravan, a intenzivno kupanje u japanskom stilu je još jedan način da podstaknete žlezde na aktivnost. Pre nego što uđete u kadu, uradite vežbe istezanja i popijte čašu vode. Kada treba da bude ispunjena vrućom vodom, i to do nivoa da pokrije vaša ramena kada sednete, a ako želite da se kupate na japanski način, onda treba da vam dopire do brade. Opružite ruke, noge, a naročito stomak, gde su obično skoncentrisane masne naslage. Van kade (ili ispod tuša) se dobro istrljajte, da biste uklonili svu mrtvu kožu, pa se zatim vratite u kadu da biste istezali mišiće na leđima, struku i nogama.

Usredsredite svoju ishranu na lako svarljive ugljene hidrate u dane kada aktivno radite gimnastiku, a ostavite jela sa mesom za dane kada ne vežbate.

Zapamtite da bi vaše vežbe trebalo da traju duže od 15 minuta, jer telo tek posle tog vremena počinje da sagoreva nataložene masne naslage. I potrudite se da redovno vežbate – barem svaki drugi dan bi bilo idealno. Nemojte preterivati, već usvojite vežbe koje će razdrmati čitav organizam, kao što su to:

- Vežbanje uz specijalni TV program ili video-kasetu tokom 20 minuta: sagoreva 60 kalorija

- Trčanje tokom 15 minuta: sagoreva 80 kalorija

- Plesanje uz muziku tokom 30 minuta: sagoreva 120 kalorija

- Brzo hodanje tokom 45 minuta: sagoreva 130 kalorija

Razmišljajte pozitivno: budite vitki

Gimnastika i dijeta bitni su faktori za uspešan režim skidanja kilograma, ali nemojte se tu zaustaviti. Morate početi da razmišljate pozitivno: vi ste vredna osoba sa kvalitetima koje ljudi poštuju i kojima se dive. Usredsredite se na svoje dobre osobine, i biće vam lakše da i svoje telo posmatrate sa poštovanjem. Naučite da slušate centar za kontrolu apetita u svom mozgu koji vam jasno i otvoreno govori kada ste siti. Nemojte se boriti sami protiv sebe!

Posmatrajte ljude na nekom prijemu. Gojazni ljudi obično trpaju u sebe hranu, bez obzira na broj kalorija ili sadržaj masti. Izgleda da oni nikada nisu u stanju da ostave nož i viljušku. Ako razmišljate na način na koji razmišljaju vitki ljudi i uzmete samo pomalo od svega, trebalo bi da budete u stanju da zadržite samokontrolu, pa čak i kada su pred vama đakonije koje najviše volite. (Uzgred, učinite sebi uslugu, pa izbegavajte koliko god možete situacije u kojima se hrana služi besplatno, kao na prijemima, ili ćete u takvim slučajevima jesti sve što vam padne šaka. Takođe se potrudite da ne sabotirate sami sebe tako što ćete držati rezerve u svom sopstvenom frižideru. Umesto toga ga napunite povrćem i voćem).

Ljubav i gubljenje težine

Zaljubljeni ljudi izgleda da prolaze kroz neku vrstu fizičke transformacije, koja je zasnovana na stvarnim fizičkim faktorima. Ako ste započeli neku romansu, to će dovesti do većeg lučenja ženskog hormona kod žena, a muškog kod muškaraca. Umesto da razmišljate o hrani, više ćete razmišljati o voljenoj osobi. Parovi takođe imaju običaj da jedno drugom na lep način zameraju zbog nekih loših ličnih navika. Neki posao koji vas zaokuplja, naročito ona vrsta posla koja vas tera da se pojavljujete u javnosti, pa čak i neki hobi za koji je potrebna visoka koncentracija, može imati sličnog efekta, što će vam možda pružiti dodatni stimulans da se suzdržite od stalnog grickanja.

Analiza krvi

Krv je izvor života. Čista krv je bitna za zdravlje, a dobra ishrana je ključ za to. Da bismo održavali zdravlje, potrebno je da dobro pazimo na nivo holesterola, šećer u krvi i krvni pritisak.

Na Zapadu je jedan sistem za procenu zdravlja putem analize krvnih ćelija, koji omogućava pacijentima da proučavaju svoje sopstvene ćelije na video ekranu. Dokazi o nedovoljnom vežbanju, ili o lošim navikama u pogledu ishrane i životnog stila, pokazuju se na ovaj način, omogućivši pacijentu da izmeni svoj način življenja pre nego što ga stigne bolest. Kad čujete da je ovaj sistem analiza krvi postao dostupan i nama, svakako ga isprobajte.

Zamenite loše navike dobrim

Vi možete izmeniti svoj režim ishrane i bez odbacivanja namirnica koje volite, tako što ćete uvesti samo nekoliko izmena. Jela dobrog ukusa i sa malo kalorija mogu se pripremiti pažljivim kuvarskim metodima.

Loš izbor:

Goveđi file sa masnim obrubom, dinstane šargarepe i grašak, prženi krompiri i paradajz.

- Goveđi file sa masnoćom (200 grama) = 400 kalorija

- Šargarepe (224 grama) = 50 kalorija

- Prženi krompiri (112 grama) = 250 kalorija

- Paradajz (112 grama) = 25 kalorija

- Grašak (112 grama) = 50 kalorija

- Puter (1 velika kašika) = 100 kalorija

UKUPNO = 875 kalorija

Dobar izbor:

Ista večera, osim što ...

- Goveđi file sa koga je skinuta masnoća, ili šnicla od goveđeg buta, ili parče pečenice (100 grama) = 200 kalorija

- Šargarepe (112 grama) = 25 kalorija

- Krompir pire, bez putera (112 grama) = 100 kalorija

- Paradajz (112 grama) = 25 kalorija

- Grašak (112 grama) = 50 kalorija

UKUPNO = 400 kalorija

Loš izbor:

Pržena pastrmka sa sosom od putera i krompirom.

- Pastrmka (150 grama) = 200 kalorija

- Pečeni krompir (1 osrednji) = 100 kalorija

- Biber (10 grama) = 20 kalorija

- Puter (1 velika kašika) = 100 kalorija

- Ulje za prženje (40 grama) = 370 kalorija

UKUPNO = 790 kalorija

Dobar izbor:

Pastrmka na žaru začinjena solju i limunom, paradajz

na žaru.

- Pastrmka (150 grama) = 200 kalorija
- Paradajz (2 mala; 224 grama) = 50 kalorija

UKUPNO = 250 kalorija

Kao što možete da vidite, pametnom zamenom namirnica možete znatno smanjiti svoje unošenje kalorija, a istovremeno zadržati bitne hranljive sastojke. Evo sada nekoliko primera za zamenu namirnica drugim artiklima koji, u istoj količini, sadrže upola manje kalorija. Zašto ne biste pokušali nešto od toga?

- Umesto SVINJETINE, koristite pileće belo meso ili grudi.
- Umesto SLANINE, koristite šunku.
- Umesto KOBASICA, koristite pečenicu.
- Umesto PILEĆIH GRUDI, koristite sojin sir.
- Umesto LOSOSA, koristite tunjevinu.
- Umesto GOVEĐEG FILEA, koristite šniclu od goveđeg buta.
- Umesto PRŽENIH KROMPIRA, probajte pečene krompire.
- Umesto KOLAČA ILI TORTE, jedite voće.
- Umesto SOKA, popijte mineralnu vodu.
- Umesto ŠLAGA, koristite jogurt.
- Umesto PUNOMASNOG MLEKA, pijte obrano mleko.

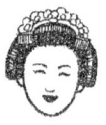

4. JEDNONEDELJNI PROGRAM ZA POSTIZANJE POTPUNE LEPOTE

Do sada ste čuli puno saveta o tome kako da vodite brigu o svom organizmu, i spolja i iznutra. Ukoliko vam izgleda teško da razdvojite bitne stvari od onih koje su manje važne, zapamtite da je glavna stvar pristupiti lepoti kao sveukupnom izazovu. Šminkanje je samo jedna strana tog izazova, pa čak ni najlepša senka za kapke ili najseksipilniji karmin neće moći da prikriju zanemareno telo. Vaša osećanja, način ishrane, fizička vitalnost i čistoća su takođe bitni faktori za lepotu, a možda još i bitniji od spoljašnjeg izgleda. Ovo je uvek tačno, bez obzira da li je ono što vi planirate potpuni preobražaj od-glave-do-pete, ili se radi samo o prikrivanju tamnijih fleka na licu, pa čak i ako ste potpuno zadovoljni svojim sadašnjim izgledom – potrebno je uložiti truda za održavanje lepote!

„Ali, ja sam isuviše zauzeta da bih realizovala program lepote. Tačno je da zahtevi koje pred vas postavljaju karijera i porodica mogu ostavljati isuviše malo dragocenog vremena da predahnete, a kamoli da se bavite negom lepote. Ključ za uspešan program je da on bude jednostavan, ali da ga se redovno pridržavate, pa čak i u nekom smanjenom obimu. Kada jednom budete videli rezultate, znaćete da on zaista vredi truda.

Ovde ćete pronaći elemente za negu lepote zgusnute u jedan niz programa. Odaberite koji ćete od njih sprovoditi u koje doba nedelje, i dobili ste recept za negu potpune lepote. Na kraju ovog poglavlja predlažemo vam jedan uzorak za jednonedeljni program održavanja lepote.

Programi:

Program za razbuđivanje

Za lagan, ali siguran početak ujutru: ležeći u krevetu, udahnite duboko i opružite svaki milimetar svog tela, od vrhova prstiju na rukama do nožnih prstiju. Ponovite to tri puta.

Pošto ste razbudili svoju fizičku stranu, vreme je da isto to učinite i za svoje mentalno stanje. Opustite se i razmotrite beskonačne mogućnosti koje su pred vama tog dana. Kakve će vam se sve divne stvari izdešavati danas i tokom ostatka ove nedelje? Kako bi bilo da isprobate neki novi sport sa novom prijateljicom? A da se sa onim starim drugarom bavite već uhodanim hobijem?

Odluka za ovu nedelju: nećete dopustiti životu da vas pobedi, pa ma šta se dogodilo. Uspećete da se izborite sa problemima koje možete da kontrolišete, a o negativnim događajima koji svakome naiđu s vremena na vreme nećete ni razmišljati. Odlučite da uživate u životu koliko je to god moguće.

Program: „Upoznajte-svoju-kožu"

Danas preskočite šminkanje. Vi i vaša koža ćete se ponovo upoznati. Biće potrebno da proučite svoju kožu onakvu kakva je u prirodnom stanju, sa svim njenim manama i vrlinama, pa stoga ostavite sve veštačke boje, a tokom dana pažljivo beležite sve promene. Posmatrajte kako stanje vašeg tena varira od jutra do podneva, pa zatim do večeri. Primetite uticaje temperature, vlažnosti, jela i pića na vašu kožu. Držite blizu sebe sveščicu u koju ćete beležiti te promene, pa zapišite u koje doba dana vaša koža najlepše izgleda. Takođe naglasite na koje ste problematične oblasti (sa bubuljicama, perutanjem, novim borama) naišli.

Danas ćete preispitati svoju tehniku čišćenja. Da li je ona isuviše gruba? Ili previše nemarna? Da li uvek pažljivo isperete sav sapun ili kremu za čišćenje uz mnogo čiste vode? Bez žurbe i natenane isplanirajte i isprobajte pažljivu rutinu za čišćenje lica koju ćete moći da zapamtite i ubuduće obavljate zatvorenih očiju.

Program kupanja

Pre večere se natenane okupajte. Trljanjem skinite staru kožu. Pokušajte da nagovorite svog partnera da vam pomogne kod mesta koja teško možete doseći. Završite sa trominutnim programom za postizanje forme i pokušajte da poštujete sva uputstva za kupanje koje smo već dali.

Program ishrane

Svakome od nas potrebno je u izvesnoj meri potkožno salo koje će regulisati telesnu temperaturu i ojačati nas protiv bolesti i povreda. Bez tog sloja sala, bore bi nam se stvarale mnogo brže. Ali, isuviše sala je takođe problem.

Da li imate višak kilograma? Nošenje prevelikih količina sala ne samo da nije privlačno, već je takođe i nezdravo. Osim ako patite od nekog hormonskog poremećaja, oboljenja bubrega, povišenog krvnog pritiska ili neke druge bolesti, nema nikakvog fizičkog razloga zbog kojeg biste imali više kilograma nego što je to normalno za vašu visinu. Ali, ima mnogo psiholoških razloga koji vas mogu dovesti do preteranog unošenja hrane u organizam; jedan od njih je zabrinutost, a drugi stres. Samo pamtite da vas stres može dovesti do toga da izgledate kao prase! Kontrola težine je još jedan razlog da održavate pozitivan pogled na život i da se trudite da budete koliko je god to moguće smireni i oslobođeni briga. Stres dovodi do toga da se gojite! Kada ste pod stresom, pankreas luči insulin, što dovodi do osećanja gladi. Vi jedete, osećate se krivi zbog toga, pa tako podstičete još veću želju za jelom, jedete još više i nastavljate da se vozite po tom destruktivnom krugu iz kojeg ne možete da izađete.

Potrudite se da i ne uđete u taj krug, pa sebi postavite strogi plan ishrane:

Doručak (7–8 prepodne) = 200–250 kalorija. Jedite malo manje nego što biste želeli, ali nemojte zaboraviti da uključite čašu mleka ili nekog drugog mlečnog proizvoda u odgovarajućoj količini, budući da su protein i kalcijum neophodni sastojci za lepotu. Uključivanje integralnih žitarica u doručak je takođe izvanredan način da steknete dovoljno energije za ostatak dana.

Ručak (12–1 popodne) = 500–600 kalorija. Neka vam ovo bude najobimniji obrok dana. Gledajte samo da vaš obrok ne bude jednoličan. A ako neizostavno morate da pojedete kolač ili parče čokolade, ovo je vreme da to i učinite, budući da će vaša fizička aktivnost tokom ostatka dana pomoći da organizam sagori te suvišne kalorije.

Večera (5–6 popodne) = 400 kalorija. Ponovo jedite malo manje nego što želite. Izbegavajte sve vrste teške, masne hrane (a ako vam takva hrana nedostaje, podsetite sebe da je možete jesti za ručak narednog dana!).

Pokušajte:

• Da ne grickate ništa između obroka

• Da ne propuštate doručak i ručak

- Da jedete manje ukoliko uglavnom sedite tokom dana

- Da jedete u skladu sa „japanskim stilom", odnosno, puno manjih porcija, kako biste obezbedili ravnotežu hranljivih sastojaka i pomogli sebi da sprečite preterano unošenje hrane, a naročito dezerta, uz visokokvalitetne ugljene hidrate koji će činiti najveći deo obroka.

Program vežbanja:

Teške vežbe često za rezultat imaju frustraciju i odbacivanje bilo kakve gimnastike. Mi vam nudimo petnaestominutni dnevni program koji je skoncentrisan na postizanje vitkosti linije i jačanje stomačnih mišića, bedara i leđa. Opustite se, pa se potrudite da ovaj program postane automatski deo vašeg dana. I pokušajte da nagovorite neku prijateljicu da vam se pridruži – prijateljska konkurencija će vam samo olakšati vežbanje.

Zagrevanje:

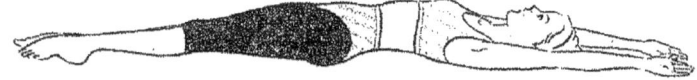

1. Lezite na leđa, sa rukama opruženim iznad glave. Zategnite mišiće od vrhova prstiju na rukama do nožnih prstiju. Držite stomak zategnut dok ne izbrojite do osam. Opustite se, pa ga zatim ponovo zategnite i brojte do osam. Ovo ponovite tri puta dok ležite, pa zatim još tri puta dok stojite.

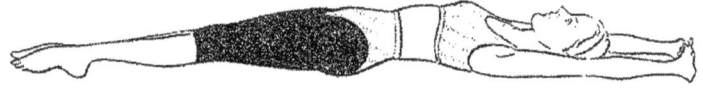

2. Ležeći na leđima, prepletite prste obe ruke, okrenite dlanove prema spolja i podignite ih iznad glave. Istegnite se koliko god možete. Ponovite čitavu vežbu tri puta.

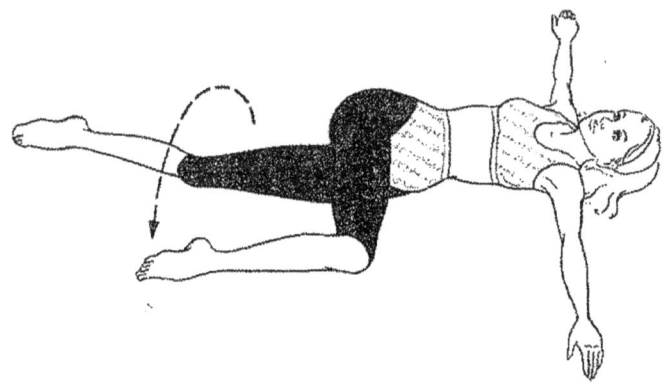

3. Lezite na leđa, sa rukama opruženim pod pravim uglom prema telu. Savite levu nogu, pa podignite desnu nogu uvis i preko nje, do suprotne strane, tako da koleno oslonite na pod. Pokušajte da zadržite desno rame na podu; pa ostanite nekoliko sekundi u tom položaju. Uradite ovo tri puta, pa onda još tri puta sa drugom nogom.

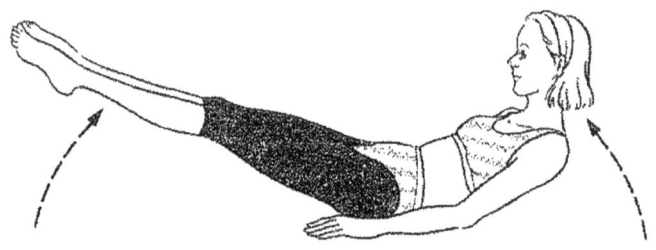

4. I dalje ležeći na leđima, ostavite ruke sa strane, pa podignite glavu koliko god možete visoko. Dižite noge 15 do 20 stepeni iznad poda, i izdržite u tom

položaju dok ne izbrojite do osam. Uradite vežbu tri puta, sa spojenim nogama, pa zatim još tri puta tako da nogama pravite makaze svaki put dok izgovarate broj do osam.

Mišići na leđima:

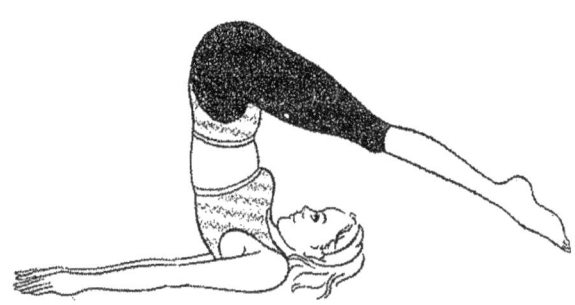

1. Ostanite da ležite na leđima, a ruke postavite malo udaljene od tela, sa dlanovima prema dole. Savijte se u struku i ispružene noge prebacite preko glave, tako da nožnim prstima dodirnete pod iznad glave. Neka vam noge budu ispružene, i izdržite u tom položaju barem dok ne izbrojite do osam.

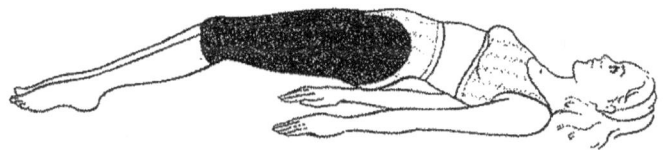

2. Zatim savijte kolena i zategnite stomak. Izdignite zadnjicu sa poda i izdržite do osam. Uradite vežbu tri puta.

3. Da li je ovo isuviše lako za vas? Sa šakama okrenutim prema napred i dlanovima nadole, izdignite čitavo telo sa poda, pa ostanite u tom položaju dok ne

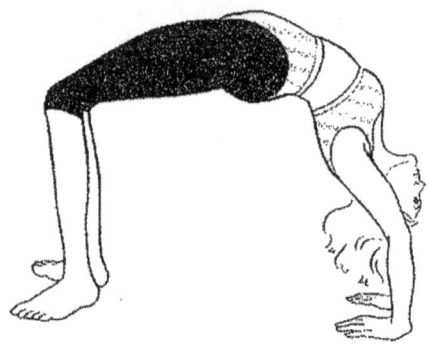

izbrojite do osam. Ovo je takođe izvanredna vežba za stomačne mišiće.

Bedra:

1. Pronađite neku stolicu sa toliko visokim naslonom za leđa da na njega možete podići jednu nogu tako da stoji upravno na vaše telo. Noga mora da bude potpuno ispružena. Zatim stanite licem prema stolici, podignite jednu nogu sa poda i stavite je na naslon stolice, pa je ponovo spustite na pod. Dižite svaku nogu po 20 do 30 puta. Suviše teško? Onda upotrebite neki niži oslonac za nogu, kao što je to sedište stolice.

2. Lezite licem prema dole, sa rukama sklopljenim ispod grudi i opruženim vratom. Podignite jednu nogu i tako je malo zadržite; ponovite i sa drugom nogom. Uradite ovo po tri puta za svaku nogu.

Program masaže:

Lice. Masaža treba da traje oko tri minuta svako veče, a može se obavljati uz neku drugu pasivnu aktivnost, kao što je to gledanje televizije ili kupanje u kadi. Nije neophodno to raditi ispred ogledala.

Telo. Oko 10 do 20 minuta posle kupanja, sa partnerom ili sami, usredsredite se na cubo tačke, na kojima ćete gnječiti i opružati mišiće od glave naniže do nožnih prstiju.

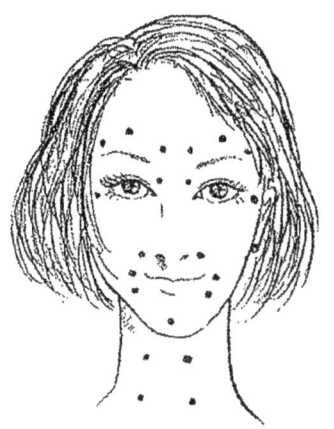 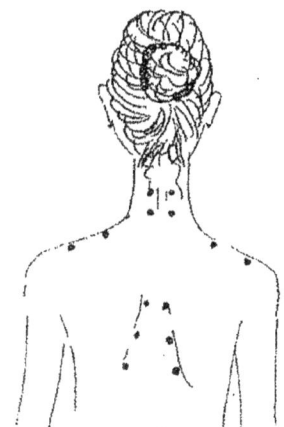

Cubo tačke

Program šminkanja

Pošto odredite tip svoje kože, biće potrebno da razmislite o tome koja su kozmetička sredstva najbolja za vas. Evo prilike da ponovo razmotrite i preuredite svoj režim šminkanja. Sakupite svu svoju šminku, sedite ispred ogledala i odgovarajte na sledeća pitanja ... (budite strogi, skoro bezobzirni!)

- Da li je vaša podloga efikasna za vaš tip kože, u pogledu boje i sastojaka?

- Koliko boja imate za usne, oči i obraze? Da li ih zaista koristite? Da li ima nijansi koje bi vam dobro stajale, a koje nemate u svojoj paleti? Izbacite boje koje ne idu uz vaš ten, a uložite sredstva u kupovinu onih koje bi vam bolje stajale.

- Da li su vaše obrve pravog oblika za vaše lice? Pažljivo pogledajte svoju olovku za iscrtavanje obrva. Da li se njena boja slaže uz vaš ten i imidž koji želite da postignete? Da li je lako koristite, da nije ni suviše tvrda ni suviše mekana, već otporna na lomljenje i da nije štetna za vaše obrve?

- A šta je sa naočarima? Kosom? Garderobom? Ako vam je nešto od toga već dosadilo, ili vas ne čini više očaravajućom, unesite neke izmene.

- I na kraju, ako imate neku staru šminku koju više ne koristite, bacite je i to SADA.

Uzorak jednonedeljnog celokupnog programa lepote

Upotrebite ovaj predloženi program da biste razvili onaj koji će odgovarati vašim potrebama i vašem ukusu. Nemojte zaboraviti da odvojite vreme za trčanje, aerobik ili čas plesa, partiju mini golfa ili tenisa, izlet do bazena, ili šta god vam već odgovara ili sebi možete da priuštite.

Morate se i psihički pripremiti za ovaj početak. Da biste sebe doveli u pravo stanje duha za kompletan preobražaj, stanite ispred ogledala na kome vidite čitavo telo. Koji deo vam se najviše dopada? Bez obzira koliko još rada nam je potrebno da uložimo, uvek postoji nešto – krupne oči, privlačne ruke, lepa kosa – što je u redu tako kako je. Pronađite to, i nasmešite se. Vaš cilj nije da izgledate kao manekenka, već da profinite i istaknete svoje prirodne crte. Naučite da se sami sebi dopadate, i sve vreme uživajte u poboljšavanju svog izgleda kojem ćete sami biti svedok. Zatim, potražite moguće „problematične" oblasti, pa istog trenutka odlučite da se ne sekirate zbog njih, već pre da se usredsredite na stvari koje odmah možete uraditi, kao što je ispravljanje držanja, drugačija frizura, pomalo vežbanja svaki dan – ili, jednostavno, prihvatanje zdravog, pozitivnog stanja duha!

Sada, odvojte nedelju u kojoj ćete sebe posvetiti uvežbavanju i eksperimentisanju sa negom lepote. Pokušajte da započnete nekog dana kada imate dovoljno vremena za sebe, kao što je to nedelja.

Da biste se pripremili za svoju nedelju lepote, učinite sledeće:

1. Opremite svoje kupatilo svim artiklima koji će vam trebati da postanete čisti i lepi – gelovi za kupanje i tuširanje, mirisni sapuni, četka sa dugom drškom, kamen za skidanje zadebljane kože, maska za omekšavanje lica, hidrantni losion, debeli frotirski peškiri i lep kućni ogrtač.

2. Raspremite frižider! Oslobodite se svih grickalica, hrane koja goji i starih ostataka jela, pa umesto toga napunite frižider mineralnom vodom, sirovim povrćem i voćem.

3. Odredite sebi neku udobnu odeću živih boja, kao što je to neki šorc od materijala koji se rasteže i neka majica sa veselom šarom, ili bodi i dukserica. Takođe nabavite traku za kosu ili rajf, da biste kosu povukli sa lica.

4. Držite pri ruci kasete sa omiljenom muzikom, uz koju ćete vežbati, ili kupite potpuno novu kasetu ili ploču koja će postati muzika koja vas inspiriše ... Tada ćete biti i psihički spremni!

Postignite celokupnu lepotu za samo jednu nedelju

Program:

Nedelja pre podne

Buđenje

Probudite se lagano, uživajući u mogućnostima nove nedelje i vaše nove ličnosti. Opustite se, meditirajte, razmišljajte pozitivno i psihički se pripremite za polazak u akciju.

Upoznajte-svoju-kožu

Zapamtite, danas vaša šminka ima slobodan dan, kako biste sebi pružili priliku da se lično uverite u promene koje se odigravaju na vašoj koži tokom dana. Takođe odvojte vreme za upoznavanje sa vašim tipom kože.

Vežbanje

Ukoliko nije vaš stil da vežbate sami, onda se pridružite nekom kursu ili klubu za gimnastiku, ili zamolite neku prijateljicu da vas motiviše svojim prisustvom. Najvažnije pravilo: neka to bude neka aktivnost u kojoj istinski uživate i imate joj redovan pristup, kako ne biste došli u opasnost da vaša dobra namera ostane samo namera!

Nedelja popodne

Ishrana

Proverite koje namirnice se mogu kupiti u dotično godišnje doba, koje se lako spremaju i koje vam se dopadaju. Sastavite svoj meni za čitavu narednu nedelju.

Šminkanje

Pošto budete raščistili svoju kolekciju, potrudite se da razvijete novu rutinu šminkanja koja će biti jednostavna, zaista će vam dobro stajati, a vašu kožu će održavati u savršenom stanju.

Kupanje

Ako nikada niste upoznali ništa drugo osim zapadnog stila kupanja, ovo će biti vaš uvod u uživanja japanskih kupki. Pokušajte da se prvo očistite od prljavštine ispod tuša, pa tek zatim napunite kadu mirisima i lekovitim travama, ukoliko to želite, da biste u njima dugo uživali. Uključite i nekoliko minuta masaže dok se topite u kadi. (Kupajte se sat vremena pre večere, ili ne manje od jednog sata posle jela.)

Masaža

Naviknite se da svako veče ostavljate po nekoliko minuta slobodnog vremena pre odlaska na spavanje, da biste radili na svojim cubo tačkama, i gnječenjem odagnali ukočenost mišića.

Ponedeljak pre podne

Buđenje

Doručak (čaša mleka ili odgovarajuća količina nekog drugog mlečnog proizvoda; kriška hleba, jaje, paradajz)

Vežbanje

u podne

Ručak (orijentisan na unošenje proteina u organizam: meso, riba i povrće)

Ponedeljak popodne

Eksperimentišite sa nekim novim režimom za negu kože.

Masaža (lice) – Kupanje

(15 do 20 minuta pre odlaska na spavanje)

Blaga večera (glavno jelo od prženog sojinog sira, sa dodacima i začinima)

Utorak pre podne

Buđenje

Pošto se probudite, pokušajte da 10 puta zapljesnete lice hladnom vodom. Šta kažete na sredstvo za razbuđivanje!

Vežbanje

Sledite program koji ste uspostavili u nedelju.

u podne

Ručak (orijentisan na unošenje ugljenih hidrata u organizam: pirinač/hleb/špageti, povrće, supa od kukuruza)

Utorak popodne - Lagana večera

Vežbanje - Masaža (lice) – Kupanje

Kako bi bilo da večeras isprobate neke dodatne vežbe za istezanje u kadi?

Sreda pre podne

Buđenje - Vežbanje

Odvojte deo prepodneva da biste eksperimentisali sa novim stilovima frizura!

u podne

Ručak (orijentisan na unošenje proteina u organizam: sojin sir/tempura, salata)

Sreda popodne

Vežbanje - Lagana večera

Masaža - (lice) – Kupanje

Večeras pokušajte da meditirate u kadi tokom 5 minuta.

Četvrtak pre podne

Buđenje - Probudite se uz muziku! Stavite svoju omiljenu ploču dok radite gimnastiku.

Vežbanje

u podne

Ručak (orijentisan na unošenje ugljenih hidrata u organizam: prženi pirinač, povrće)

Četvrtak popodne

Vežbanje - Masaža (lice) – Kupanje

Večeras se okupajte u izuzetno toploj vodi, pa ćete spavati kao beba!

Petak pre podne

Buđenje - Vežbanje

u podne

Ručak (orijentisan na unošenje proteina u organizam: piletina/govedina, povrće)

Petak popodne

Vežbanje

Izlazite li večeras? Pokušajte da birate hranu koja ne goji.

Masaža - (lice) – Kupanje

Večeras stavite na lice pakovanje od sojinog sira upravo

pred ulazak u kadu, a nokte obojte nekim lepim lakom (nemojte zaboraviti i nokte na nogama!).

Subota pre podne

Buđenje - (polako!) – Provedite neko vreme prepodne u pregledanju modnih časopisa, pa zatim BEZOBZIRNO prođite kroz svoj ormar, bacajući svu odeću koja vam ne stoji dobro ili je već iznošena.

u podne

Lagan ručak (salata od lososa, sufle sa račićima, grašak, hleb/pirinač)

Zatim se obucite u svoju omiljenu odeću, pa idite do centra grada! Posmatrajte izloge, kupite sebi novu maramu ili karmin, isprobajte neki novi parfem, svratite u kafić na espreso, gledajte neki film koji još niste gledali, i osećajte se sjajno!

Subota popodne

Masaža

Večera (riba ili goveđa šnicla). Pojedite i neku laganu supu, kao što je miso ili minestrone. Dodajte posle večere i flašu svetlog piva ili omanju čašu belog vina.

Kupanje

Večeras se lepo provedite u kadi, tako što ćete dodati neke mirišljave trave ili soli za kupanje u vodu, pa se zatim potopiti sve dok se ne budete osećali potpuno relaksirani i svilenkaste kože. Vi ste lepi!

Dodatni saveti

Život može biti užurban, ali se potrudite da barem jednom provedete nedelju dana tokom kojih ćete vi čvrsto sedeti na mestu vozača.

Izbegavajte tešku hranu i držite se nisko-kaloričnih jela koja možete jesti u većoj količini, kao što su to jela od povrća i ribe. Unosite raznovrsnost u svoju ishranu.

Uvek, uvek očistite svoje lice temeljno, čim se vratite kući svakoga dana, kako biste kožu sačuvali od bora i fleka. Propratite ovo kupanjem pre odlaska na spavanje, a nemojte zaboraviti ni da na lice nanesete hranljivu kremu. Pokušajte da što ranije idete na spavanje.

Ukupno vreme koje vam je potrebno za održavanje ovog svakodnevnog režima lepote trebalo bi da bude oko 40 minuta: 15 minuta za vežbanje, 20 minuta za kupanje i 3 minuta za masažu. Dodajte vreme za šminkanje ujutru i skidanje šminke uveče, i videćete da vaša rutina ne bi trebalo da vam oduzima više od jednog sata dnevno.

Tradicionalne japanske tajne za sticanje lepote

Iako se ne dovodi u pitanje efikasnost modernih metoda za negu kože, bio bi to apsurd, vrline tradicionalnih tajni prirodne lepote ne mogu se zanemariti. Mudrost prošlosti se stalno ponovo otkriva u „modernoj" nauci, pa stoga prihvatite savete čuvenih japanskih lepotica iz davnih vremena, i iskušajte neke od njihovih „tajnih" tehnika i pomagala za očuvanje lepote.

Za izuzetno čistu kožu: puder od pasulja azuki

Ako imate nečist ten, možda ćete poželeti da isprobate umivanje lica pomoću pudera koji se pravi od azuki pasulja. Ova vrsta sitnog, crvenog pasulja gaji se već preko 2.000 godina na Dalekom Istoku, a prvobitno je u Japan doneta iz Kine. Ovaj pasulj sadrži sastojak koji se naziva saponin, a funkcioniše kao izuzetno efikasan agens za čišćenje kože. Koža postaje čista i bela ako se ovaj puder redovno koristi, ali budući da on nije stimulativan, ne dolazi ni do kakve iritacije. Taj puder možete naći u prodavnicama makrobiotičke hrane.

Za lepu kožu po čitavom telu: kupka od pirinčanih mekinja

Pirinčane mekinje (nuka) dobijaju se iz pirinčane ljuske kada se ona skida da bi se dobio beli pirinač. Budući da je to alkalna materija, ona predstavlja izvanredno sredstvo za čišćenje pora kada se zašije u pamučnu vrećicu i potopi u kadu sa vrelom vodom. A pošto pirinčane mekinje sadrže vitamine B grupe, kao i vitamin E, one pomažu u jačanju vaše kože i čiste je od bubuljica. Nuka se prodaje u prodavnicama pirinča u Japanu, a može se naći i u većini prodavnica zdrave hrane na Zapadu.

Za trenutno opuštanje: hinoki (japanski čempres)

Kade za kupanje pravljene od drveta hinoki veoma su cenjene u Japanu još od drevnih vremena – kako zbog svoje prirodne lepote, tako i zbog svog mirisa sveže šume koji dovodi osobu koja se kupa u ovakvoj kadi u opušteno stanje duha. Ali, žene su odavno znale da hinoki takođe sadrži i jedan sastojak koji se zove hinokitol, a to je ulje koje se nalazi isključivo u ovoj vrsti drveta, i koje pomaže da se koža učini glatkom i da se um opusti. Danas se hinokitol koristi pri pravljenju nekih kozmetičkih preparata, dok se ekstrakt ili prah od drveta hinoki upotrebljava kao prah za kupku koji pomaže pri uklanjanju stresa u aromaterapiji. Može se naći u prodavnicama zdrave hrane.

Jedinstveno lepo jelo: konjaku (đavolji jezik)

Konjaku je jedinstveno jelo koje se pravi od paste korena kozlaca, biljke koja je član porodice krompira. Ona sadrži sok koji je poznat pod imenom glukomanan i dobar je za lečenje zatvora. Konjaku nema kalorija i gotovo da nema ukusa, pa se stoga može kuvati sa drugim namirnicama ili sa začinima da bi poprimio njihovu aromu. Iako je to u osnovi povrće iz zemlje, u svom prirodnom stanju izgleda gomoljičavo i miriše pomalo kao neka morska biljka. Konjaku sadrži veliku količinu dijetalnih vlakana, pa je stoga naročito dobar za „ispiranje" velikog creva, i na taj način pomaže da se spreče razne bolesti. Takođe se u stomaku širi, dajući osećanje ispunjenosti bez unošenja kalorija, pa stoga predstavlja savršenu dijetalnu hranu. Ova zadivljujuća biljka se isto tako može izgnječiti i oblikovati u materijal sličan frotiru koji se koristi za trljanje kože, posle čega koža postaje glatka.

Oslobodite se sedih pomoću šljiva umeboši

Umeboši je vrsta sitne japanske šljive koju Japanci jedu već vekovima. To je alkalna dijetalna hrana koja pomaže pri sprečavanju kose da posedi. Da bi se ovo učinilo, prvo je potrebno osušiti zelene šljive na suncu, sve dok dobro ne omeknu. Zatim stavite šljive, crvenu perilu (koja sadrži velike količine vitamina C) i so u teglu, pa ostavite to da prevri tokom nekoliko nedelja. Jedite ovo jelo samo za sebe, ili kao dodatak glavnom jelu. Šljive umeboši se takođe prodaju u bakalnicama i na odeljenjima za prodaju hrane u robnim kućama u Japanu, kao i u prodavnicama zdrave hrane u Evropi.

Dvadeset četiri navike koje su bitne za lepotu

1. Svakoga jutra se protegnite u krevetu pre nego što ustanete, da biste pomogli svom telu da se probudi.

2. Za doručak, pijte obrano mleko umesto punomasnog, jedite hleb od integralnih žitarica umesto belog hleba, a umesto da popijete čašu

soka pojedite malo svežeg voća. Uzimajte i dodatke vitamina u obliku kapsula, ili barem dodatak vitamina C.

3. Nikada nemojte izaći iz kuće a da niste oprali zube; četkicu i pastu za zube nosite u tašni ili ih čuvajte u svom kancelarijskom stolu – perite zube posle svakog obroka.

4. Prošetajte do kuće, umesto da se vozite autobusom; popnite se stepeništem umesto da idete liftom.

5. Hodajte do posla u udobnim cipelama sa niskom potpeticom, ili u sportskim patikama; obujte cipele sa visokom štiklom tek kada uđete u kancelariju. Cipele koje nosite menjajte svakoga dana. Pridržavajte se japanskog običaja da skinete cipele čim uđete u kuću, i da kod kuće nosite papuče – vaša stopala će vam biti zahvalna!

6. Držite flašu mineralne vode u kući ili na radnom stolu u kancelariji, i pijte je tokom čitavog dana. Ako morate da pijete kafu ili čaj, pokušajte da koristite specijalne japanske šoljice za čaj – u njih stane otprilike polovina tečnosti koja stane u uobičajene zapadnjačke šolje!

7. Lepo se ošišajte barem jednom u dva meseca; svako popodne pronađite vremena da iščešljate kosu i da je tako „osvežite".

8. Nemojte nikada, ama baš nikada, izlaziti iz kuće sa oštećenim lakom na noktima: odmah ga popravite.

9. Početkom svakog novog godišnjeg doba, razmotrite boje svoje šminke: ono što je išlo uz vaš letnji ten neće se slagati i sa zimskim bledilom kože. Ako ne možete da unesete veće promene, makar se potrudite

da promenite boje svog karmina i rumenila.

10. Jednom mesečno sami proverite svoje grudi, kao i čitavo telo ispred ogledala, tragajući za novim mladežima ili eventualnim drugim promenama.

11. Jednom mesečno stavite pakovanje na kosu i promenite razdeljak, tako da vam kosa dobije novu „punoću“ – izbegavajte da vam se kosa slegne zato što vam je razdeljak uvek na istom mestu.

12. Četkajte obrve i nanesite malo vazelina ili gela da bi ostale na svom mestu; očupajte dlačice koje su suvišne čim se pojave.

13. Uklanjajte neželjene malje sa lica redovno, a po potrebi skidajte malje ispod pazuha i sa nogu.

14. Bacite svoje sintetičko rublje, a kupite veš od pamuka ili svile.

15. Dišite lagano i duboko, uvlačeći vazduh čak u stomak, pa ga zatim polako izdišite.

16. Svakoga dana napravite „pauzu protiv stresa“ – desetominutnu šetnju brzim hodom ili plivanje, ili se, ako morate ostati u kancelariji, istegnite za stolom, pa zatim opustite telo tako što ćete relaksirati mišiće započevši od lica i krećući se naniže preko ramena, bedara, nogu i stopala. Ako je moguće, jednom nedeljno idite na šiacu masažu.

17. Nemojte držati prekrštene noge duže vremena: to je loše za cirkulaciju. Umesto toga, pokušajte da sedite sa uvučenim stomakom i paralelno postavljenim kolenima. Ako posmatrate Japanke u metrou u Tokiju, primetićete da retko prekrštaju noge.

18. Budite ljubazni prema svojim premorenim stopalima: stavite ih pod hladnu tekuću vodu, a zatim izmasirajte i stopala i nožne prste. Koristite specijalni kamen za uklanjanje grubih naslaga i žuljeva, a zatim stopala premažite bogatom hranljivom kremom za omekšavanje kože.

19. Jednom nedeljno, namažite ruke i stopala obilnom količinom kreme, navucite sokne i rukavice, pa tek zatim idite na spavanje. Kada se probudite narednog jutra, bićete zapanjeni rezultatom – koža na rukama i na stopalima će vam postati izuzetno mekana i glatka. Japanke imaju specijalne pamučne čarapice tabi koje nose na nogama kada ovo rade.

20. Uvek jedite laganu večeru, a uveče za dezert pojedite samo voće.

21. Potrudite se da steknete naviku da zimi svakoga dana koristite balzam za usne.

22. Svako veče se okupajte i upotrebite grubi frotirski peškirić za skidanje stare kože. Posle toga nanesite obilne količine kreme za telo dok vam je koža još vlažna.

23. Redovno masirajte bore još kada se pojave u obliku finih linija, koristeći tehniku šiacu.

24. Svako veče pre odlaska na spavanje obavezno skinite svu šminku i umijte lice.

DODATAK - Tipičan, moderan, japanski meni

Doručak

1. Jedan tost sa margarinom

2. Jedno jaje na oko

3. Paradajz i brokoli, a od začina so, biber i ulje za salatu

4. Čaša mleka

5. Sveža mandarina

Ukupno hranljivih materija:

479 kalorija

20,5 grama proteina

19,4 grama masti

65 grama šećera

Ručak

1. Pirinač

2. Sitno seckana sirova tuna

3. Salata od sitnih lukčića

4. Tanak biftek (šiso)

5. Strugani đumbir

6. Povrće kuvano sa pirinčanom rakijom sake, šećerom, sojinim sosom i podlogom za supu

7. Bareni spanać sa prelivom od mlevenog susamovog semena

8. Strugani koren jam skuvan u supi, sa morskim algama i sojinim sosom

Ukupno hranljivih materija:

626 kalorija

41,5 grama proteina

5,8 grama masti

9,8 grama šećera

Večera

1. Pirinač

2. Pile dinstano bez kože, začinjeno solju, biberom, uljem, sojinim sosom, Vorčester sosom, sojinim izdancima i graškom

3. Braon alge kuvane sa sojinim zrnima, prženim sojinim sirom, podlogom za supu, sojinim sosom i rakijom sake

4. Miso supa sa prženim sojinim sirom

Ukupno hranljivih materija:

680 kalorija

40 grama proteina

25,9 grama masti

71,9 grama šećera

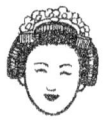

5. SVE TAJNE VAŠE KOŽE

Japanke su čuvene po svojoj dugovečnosti. Dugi životni vek u Japanu je delimično rezultat medicinskog napretka, ali je isto tako i proizvod tradicionalnog japanskog načina ishrane i životnog stila. Japanci veruju da su prirodna lepota kože i nežnost tela izuzetno važni i da ih treba pažijivo održavati, pa stoga ulažu puno napora u borbu protiv nagomilanih uticaja napetosti, štetnih sunčevih zraka i promena u klimi iživotnoj sredini. Sigurno je da su ti njihovi napori kombinovani tako da jačaju telo i duh na načine koji podstiču dugovečnost.

Japanke često zavide ženama sa Zapada na njihovim jasnim crtama lica, dugim nogama i izvanrednim telesnim proporcijama. S druge strane, Japanke su ponosne na glatku, mladalačku kožu i vitku figure. Divim se istrajnosti žena na Zapadu, koje vežbaju u teretanama, čineći sve da sačuvaju lep izgled, ali sam, istovremeno, ponosna na žene istoka, koje svojom specifičnom ishranom i negom kože često postižu mnogo više.

Sve žene mogu da budu lepe. Ako ste se ikada zapitaili da li biste mogli isto onako da zračite kao neki model na naslovnoj stranici popularnog čapopisa, odgovor na to pitanje je: da, i vi to možete. Ali, pre svega, važno je razumeti da osnovni sastojci lepote zdravlje, kozmetička nega pravilna ishrana i šminka koja odgovara vašem tipu kože. Ako se opredelite da sledite strategije određenog životnog stila i primenjujete određene tehnike za postizanje lepote, možete sprovesti zapanjujući preobražaj svoje pojave koji će biti zasnovan na stvarnim, a ne na kozmetičkim izmenama. Time što ste odabrali upravo ovu knjigu, vi ste već napravili prvi korak ka tome da izgledate i osećate se izvanredno. Ako pratite uputstva iz ove knjige, bićete u stanju da razvijete doživotni sistem zdravlja i lepote.

Ljudsko telo po svojoj prirodi obiluje sastojcima za obnavljanje zdravlja i sredstvima lepote. Time što imamo dovoljno hrabrosti i obavezujemo se na disciplinu u svom svakodnevnom životu, možemo da mobilišemo svoja sopstvena prirodna sredstva - svoje moći ozdravljenja i lepote - da bismo sebe izmenili tako da postignemo svoje lično zadovoljstvo. A kada izgledamo i osećamo se izvanredno, postaje nam lakše da savladamo i sve druge izazove modernog života - kako kod kuće, tako i na poslu.

Ukoliko biste ocenjivali svoje lice, telo i duh, da li biste dobili "desetke" u sva tri slučaja? Ako je odgovor ne, koje bi to bile ocene? Možda biste sebi dali "sedmicu", a čak biste, putem primene modernih tehnika lepote, dodali još nekoliko poena, ali ste verovatno digli ruke od toga da ikada ubodete "savršenu desetku". Ustvari, preko osamdeset posto lepote proizilazi iz vaše unutrašnje lepote - vaše inteligencije, nežnosti i iskrenosti, kao i vaših zdravih unutrašnjih telesnih funkcija, dok se samo preostalih dvadesetak procenata odnosi na izgled, izraz i tehniku. Zar ne biste voleli da dopustite svojoj unutrašnjoj lepoti da zasija i spolja? Zaboravite na neuspehe ili razočarenja koje ste možda doživeli u prošlosti; odložite ih iza sebe i obavežite se na to da stvorite novu sebe, i to sada.

Najveći deo žena starosti između šesnaesti osamdeset četiri godine imaju jaku želju da ostanu zdrave i lepe. Od tih žena su one koje su uživale u najboljem zdravlju bile upravo one koje su održavale uravnoteženi način ishrane i životni stil. Ostale su bile bolesne ili imale problema sa izgledom, upravo zbog briga, napetosti ili uslova u svom okruženju koji nisu bili pod njihovom kontrolom. Međutim, zloupotreba lekova ili kozmetičkih preparata, nedostatak vežbanja, loša ishrana, neodgovarajuća nega kože i tela mogu se kontrolisati, i čim to budete učinili, negativni uticaji napetosti i brige biće smanjeni do minimuma. U tom cilju neophodno je steći precizne i tačne informacije o zdravlju i lepoti, kao i o postupcima za njihovo lako i bezbrižno održavanje, koji se mogu uključiti u svakodnevni raspored radi sticanja doživotnih koristi. Većina žena u svetu ne zna ni osnovne tehnike za "lep" život. Ono što im je potrebno je jedan zdravorazumski program koji bi se mogao sprovesti, a da se ne koriste nikakve komplikovane niti skupe tehnike.

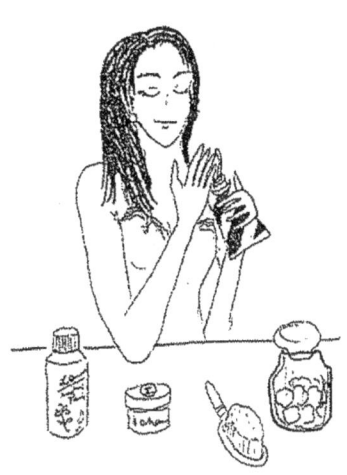

Žene često koriste nepotrebne preparate, lekove, neodgovarajuća kozmetička sredstva, kao i komplikovanu ishranu, što samo dovodi do stvaranja veće napetosti i manje lepote u njihovim životima!Moja poruka je uvek bila (a i dalje je): jednostavno i prirodno je najbolje. Pravilan način ishrane i kupanja najvažniji su faktori u stvaranju zdrave, lepe kože, kao i opšteg osećanja blagostanja.A jednom kada budete izgledali i osećali se divno, verovatnoća da ćete se razboleti i znaci starenja biće smanjeni na minimum, tako da ćete zaista i postati lepi - i iznutra i spolja.

Stvorimo strategiju kombinovanu sa tradicionalnim japanskim metodama, kako bi se stvorio jedan jednostavan i praktičan program lepote, koji će biti ne samo istinski dobar, nego će postati I dobar vodič ka podmlađivanju, koji ćete moći da koristite čitavog života.

Put ka lepoj koži

Vaša koža služi kao izvanredan barometar za telo i duh. Bolest, tuga, zabrinutost - sve se to odražava na lošem tenu. Ali, kada ste zdravi, zadovoljni i na ličnom i na profesionalnom planu, pa uživate u životu, onda i vaše lice to pokazuje. Kada vam Ijudi kažu: "Izgledate predivno!", to je verovatno pohvala vašem blistavom, živahnom tenu.

Da biste imali lep ten, budite srećni. Da li vam to zvuči isuviše jednostavno? I nije - vaše stanje duha ima ogroman uticaj na stanje vaše kože. Pozitivan mentalni stav poboljšava zdravo funkcionisanje nerava i hormona, što zauzvrat obezbeđuje dobru cirkulaciju i proizvodnju prirodnih hemikalija za sve delove tela, uključujući i kožu. Postizanje pozitivnog stanja duha zahteva smanjivanje napetosti, obezbeđivanje dovoljnog sna, kao i uravnoteženost vaših navika u pogledu ishrane i fizičkih aktivnosti.

Uzgred, kada ste poslednji put obratili dovoljno pažnje na svoju kožu? Da li ikada odete u krevet,;a da ne skinete šminku, ili da ne operete lice? Da li ikada dočekate zoru budni, ili se ujutru uspavate? Da li pušite, ili imate običaj da popijete neku čašicu previše? Da li provodite isuviše vremena u neprovetrenim prostorijama? Da li svoj organizam izlažete iznenadnoj hladnoći ili toploti? Zanemarujete li tuširanje posie gimnastike?

Teško je živeti u današnjem užurbanom društvu, a da i vaša koža ne plati danak. Trik je u tome da eliminišete "neprijatelje kože" kada god je to moguće, kao i da "obučite" svoju kožu da bude dovoljno jaka da izdrži napade krajnosti u pogledu temperature, kao i ustajali, zagađeni vazduh, tako da to ne utiče na prirodno disanje kože.

Ali, pre svega, započnimo od osnovnih stvari.

Šta je to koža?

Koža je najveći organ ljudskog tela. Mi imamo običaj da prema njoj budemo veoma nemarni - grebemo je, razvlačimo, izlažemo je prirodnim nepogodama, pa opet očekujemo da ona sve to izdrži bez mnogo pomoći. Koliko je koža važna? Hajde da razmotrimo šest glavnih funkcija koje ona obavlja:

Izlog za osećanja

Za Japance se često kaže da su nedokučivi i da im se ništa ne može pročitati na licu, ali nije ni potrebno reći da su oni u pravoj situaciji isto toliko sposobni da izraze svoja osećanja koliko i bilo koja druga nacija. Njihova osećanja izražavaju se navalom krvi - u lice, kada su uzrujani ili zbunjeni, a dalje od lica, kada su ljuti ili uplašeni - kao i grčenjem kože na licu. Žene često pokušavaju da se uzdrže od smeha ili nekog drugog izraza osećanja, pošto veruju da će tako zaustaviti proces stvaranja bora. Ovo verovanje je budalasto, pa čak može vašem licu dati izgied nalik na masku. Prirodna izražajnost je važna ljudska crta, koja je oznaka naše ličnosti. Umesto da se odreknete smeha, mnogo razumniji pristup je da sebe disciplinujete, da se pridržavate rutine za dobro održavanje kože. (S druge strane, trebalo bi da se trudite da izbegnete sticanje navike da se mrštite, pućite usne, ili bilo kog drugog znaka nervoze, koji može s vremenom urezati duboke linije u vaše lice.)

Prirodni oklop

Koža obuhvata čitavo telo i unutrašnje organe, pružajući oklop protiv raznih iritacija. Ovaj prirodni oklop prima veliku količinu kazni - to je jedino što stoji između vas i bakterija, ultraljubičastih zraka, hemikalija, ogromnih fluktuacija temperature, otrovnih supstanci i iznenadnih udara na telo. Kozmetički preparati, ukoliko se koriste na ispravan način, deluju kao neka vrsta "kože na koži".

Koža obavlja 80 posto posla u regulisanju telesne temperature. U hladnim sredinama, krvni sudovi i pore skupljaju se da bi očuvali toplotu. Potkožno salo - sloj sala ispod površine kože - takođe čuva toplotu tela. A kada je vruće, krvni sudovi se šire kako bi doveli do znojenja i pomogli telu da odbaci toplotu. Znojne žlezde su uglavnom skoncentrisane na dlanovima, stopalima i čelu. Pored znoja, manja količina neosetnog isparavanja stalno odlazi i sa površine kože i putem izdisanja. Količina vode izgubljene putem ovog neosetnog isparavanja može dostići čak i do 700 mililitara dnevno.

Unositi dobro, a izbacivati loše

Koža može da apsorbuje samo određene vrste supstanci,

pa je stoga razumevanje njene uloge u apsorpciji hranljivih supstanci i izlučivanju otpadnih materija izuzetno važno za pravilnu primenu kozmetičkih sredstava. Izlučivanje se obavlja putem dve vrste žlezdi: pora - koje izlučuju ulje, i znojnih žlezdi - koje luče znoj. Pore su takođe u stanju da apsorbuju supstance, ali samo one koje rastvaraju masti ili nisu rastvorljive u vodi, odnosno, rastvorljive su u zasićenim rastvaračima i alkoholu. Napomena: Utrljavanje limunovog soka u kožu, ili primena nekih drugih supstanci koje su rastvorljive u vodi, predstavlja gubitak vremena, ukoliko je vaš cilj zdravlje organizma duboko ispod kože, budući da ove tečnosti ne mogu biti apsorbovane, već deluju samo na površini kože.

Još u mladosti - kada imate negde oko 22 ili 23 godine - vaša koža je već sredovečna. Sve do tada, vaša koža se održava prirodnim putem, pomoću tankog sloja ulja ili znoja. Pa čak i kada se umijete sapunom, koža brzo proizvodi novi sloj koji predstavlja neku vrstu prirodne kreme za negu kože. Ali, posle ranih dvadesetih godina, vaša koža ne može više sama po sebi da proizvodi dovoljno vlage, već joj je potrebno pomoći putem raznih losiona i krema sa površinskim aktivnim agensom, iii emujzijom koja pomaže koži u procesu apsorpcije.

Da biste izbegli alergijsku reakciju ili iritaciju, neophodno je da brižljivo odaberete odgovarajuće preparate za negu kože. A ukoliko je vaša koža već u dobrom stanju (ni suviše suva, ni suviše masna), morate biti naročito pažljivi da je ne pretrpavate nepotrebnim kremama koje bi mogle da unište prirodnu uravnoteženost vaše kože. Tajna je u tome da dodajete samo ono što je koži potrebno, ostavljajući sve nepotrebne dodatke tamo gde im je mesto - u teglici ili tubi. Vaš cilj treba da bude da pomognete svojoj koži da na prirodan način održava svoje najbolje stanje, a ne da je učinite zavisnom od sintetičkih pomagača.

Nega o vašoj koži je nalik na brigu o vašim omiljenim kožnim cipelama. Uz odgovarajuće održavanje, one će postajati sve bolje sa godinama. Ali, ako ih izložite prirodnim nepogodama ili zaboravite da ih redovno čistite na odgovarajući način, uskoro će taj omiljeni par divnih cipela izgledati kao otpad sa đubrišta. Poštedite svoje lice slične sudbine.

Prenosnik osećanja

Koža prenosi centralnom nervnom sistemu obilje spoljašnjih stimulusa, i to sve od toplote i hladnoće, pa do bola i svraba. Mekoća kašmirskog džempera, prijatna hladnoća svile koju nosite do tela - sve to se prenosi putem kože.

Koža diše

"Disanje" kože liči na disanje plućima. Ono što mi nazivamo procesom disanja dešava se kada pluća unose kiseonik i izbacuju ugljen dioksid. Vaši kapilari takođe unose kiseonik, ali izbacuju ugljen dioksid u daleko većim razmerama. Ovaj proces je svojstven samo Ijudskim bićima.

Pet znakova idealne kože

Koža poseduje prirodnu sposobnost da se sama čuva od bolesti, oporavlja od oštećenja, proizvodi nove ćelije i uništava bubuljice i akne. Pokušajte da izbegnete mešanje u tu prirodnu sposobnost kože da se sama leči, i da joj pomognete samo onda kada je to neophodno.

Nema načina da se zaustave prirodni biološki procesi, ali ima načina da svoju kožu održavate duže zdravom i mladalačkog izgleda. Za početak, treba da znate kojih su to "pet znakova idealne kože":

Nežna, ali čvrsta

Sjajna i glatka, sa savršenom ravnotežom sastojaka ulja i vode.

Bez bubuljica

Dovoljno jaka da bi opstajala u normalnim uslovima.

Zdrave boje

Koji je tip vaše kože

Ako budete znali koji je tip vaše kože, to znači da ćete moći da izbegnete nelagodnosti i bol zbog protraćenog novca i iritacije kože, do čega će doći u suprotnom - ako ne budete bili sigurni koje kozmetičke preparate da koristite. Ovu dijagnozu možete i vi sami brzo i jednostavno postaviti. (Osobe koje imaju izuzetno osetljiv ten ipak treba da odu na mnogo detaljniju analizu kod dermatologa, koji će upotrebiti uzorak tkiva, a zatim uvek treba prvo da isprobavaju nove kozmetičke preparate na samo malom deliću kože.) Proverite veličinu pora i količinu ulja na svom licu tako što ćete držati lupu nad sledećim delovima lica:

Sredina čela

Najbolje mesto da se odredi koliko je fina tekstura vaše kože, kao i da li je ona suva ili masna.

Nozdrve

Stanje kože na ovom mestu pokazaće vam da li ili ne perete svoju kožu dovoljno. Ukoliko to ne činite, na ovoj oblasti će se pokazati znaci nečistoće, kao što su to mitiseri.

Spoljašnji uglovi očlju

Na ovom mestu koža je obično prilično suva, a takođe pokazuje i veoma rane rezultate propadanja, kao što su to bore ili kesice. Stanje vaše kože na ovom mestu otkriva da li imate sklonost ka borama ili ne.

Ispod očiju

Kapilarni sudovi su skoncentrisani u ovoj oblasti, pa neke osobe - one koje pate od alergija ili koriste steroide - na ovom mestu imaju crvenu ili naduvenu kožu.

Središte obraza

Ovo je dobro mesto da se ispita tkivo kože, kako bi se proverilo da li su pore uvećane ili zapušene prljavštinom i uljem.

Brada

Ispitajte udubljenje ispod vaše donje usne da biste videli koliko mnogo ulja luči vaša koža.

Ima pet osnovnih tipova kože: neutralna, masna, suva, kombinovana i osetljiva. Da biste odredili koji je tip vaše kože, proverite svaku od oblasti lica koje su spomenute gore.

Osnovni elementi za lepu kožu

Zalivajte svoju kožu

Ljudsko telo sadrži 70 procenata vode; a krv 92 posto vode. Voda unosi hranljive materije u organe, a iznosi otpadne supstance. Ona pomaže u regulisanju telesne temperature. Kada telo ne dobija dovoljno vode, to utiče na rad srca i mozga, pa izaziva nesanicu i zatvor. Koža, naravno, ne može pobeći od tih negativnih uticaja. Pet do šest čaša vode dnevno je minimum koji treba da popijete, osim ako patite od nekog bubrežnog oboljenja. Pokušajte da pijete pročišćenu ili mineralnu vodu.

Unosite bitne hranljive sastojke

Protein je drugi bitan elemenat za negu kože. Kolagen i elastična tkiva kože zahtevaju unošenje aminokiselina, koje se dobijaju i putem hrane bogate proteinima i putem nanošenja hranljivih krema na kožu. Vaša ishrana treba da uključuje dovoljne količine vitamina i minerala.

Izbegavajte negativna osećanja

Dobro funkcionisanje hormona je od bitnog značaja za glatku, lepu kožu. Osećanja zaista utiču na lučenje hormona, isto kao što i ženin prirodni menstrualni ,ciklus ima uticaja. Ako se budete trudili da ostanete koliko je god to moguće smireni i veseli, možete pomoći da se nivo hormona u vašem telu očuva u ravnoteži. Trudnoća takođe ima jakog uticaja na nivo hormona, uz odgovarajuću promenu u teksturi kože. Ali, bez obzira na to koji je uzrok poremećaja hormona, njen uticaj na kožu može se umanjiti ako izbegavate nepotrebne potrese u svom životu. (Napomena: Hormonske kreme ne mogu ispraviti poremećaj hormona, već se isključivo odnose na kontrolu stvaranja bora.)

Nemojte propustiti važnih osam sati sna

Autonomni nervni sistem, podeljen na simpatični i parasimpatični deo, rukovodi organima u telu, a takođe je odgovoran za stvaranje lepe kože. Kaže se da "lepota žene nastaje noću", i to zaista jeste istina. Parasimpatični nervi deluju tokom čitave noći da bi regulisali naše telesne funkcije. Da bi nervi mogli da obavljaju ovaj svoj značajan zadatak, potreban nam je san čitave noći, i to svake noći. Ovo je nešto što vam kreme, vitaminski dodaci i kozmetički preparati ne mogu nadoknaditi. Pokušajte da ustanovite vreme kada redovno odlazite na spavanje, i da ga se pridržavate.

Umivajte se svakog dana

Osnova za lepu kožu je čista koža. Svi vaši napori na polju kozmetike neće ništa vredeti ako ne održavate rutinu ispravnog čišćenja kože, pa ćemo stoga započeti tako što ćemo vam izneti režim za skidanje šminke i masne prljavštine.

Saveti za čišćenje kože

Vežbajte svoju kožu tako što ćete je masirati kružnim pokretima prema spolja po obrazima i čelu dok čistite lice. Pritiskajte čvrsto dok kružite prema gore; a blago prema dole.

Dok vlakna od vate obično ispadaju i ostaju zalepljena na licu, a loptice vate najbolje odgovaraju za nanošenje sredstava za skupljanje, papiranati ubrusi za lice su najpogodnije i najjeftinije sredstvo za skidanje šminke. Savijte ubrus na pola da biste dobili trougao; obmotajte ga oko četiri prsta tako da vrh bude prema gore. Zatim vrh previjte prema dole, ka dlanu, tako da napravite neku vrstu rukavice. Kada ubrus sa spoljašnje strane bude prekriven skinutom šminkom, okrenite ga sa unutrašnje strane i ponovo upotrebite.

Rešavanje problema u vezi sa kožom

Male lojne žlezde ispod kože luče jednu masnu supstancu koja se zove sebum, i koja ima dužnost da kožu održava mekom, savitljivom i zaštićenom. Ali, kada je koža isuviše masna, sebum zapuši te žlezde i one se mogu inficirati, što izaziva pojavu akni. Akne se takođe mogu iskomplikovati prisustvom bakterija vrste stafilokoka, što stvara žućkasti gnoj. Odupirite se iskušenju da stiskate bubuljice, jer tako rizikujete pojavu ožiljaka i još gore infekcije. Ozbiljna stanja zahtevaju lečenje kod dermatologa, koji može prepisati antibiotike ili acidne kreme obogaćene vitaminom A.

Postoji puno razloga zbog kojih se pojavljuju akne. Tinejdžerkama, na primer, često nedostaje dovoljna količina izlučenih ženskih hormona da bi se uspostavila ravnoteža sa muškim hormonima u njihovom organizmu, čime se podstiče aktivnost lučenja sebuma, što opet stvara akne.

Nasledni faktor takođe ovde igra važnu ulogu. Ako vaši roditelji imaju gene koji nose akne, i vi ćete ih verovatno imati, a naročito ako se uzme u obzir činjenica da živite zajedno sa roditeljima, pa ste izloženi istim stresovima i jedete istu vrstu hrane. (Verovatnoća nasleđivanja gena za stvaranje akni je 80 posto.)

Akne se mogu stvoriti i zbog visoke temperature i vlažnosti, kao i usled unošenja određenih vrsti hrane u organizam, a naročito one hrane koja sadrži visoki procenat kiselih i masnih materija, ili šećera. Možete donekle umanjiti dejstvo ovih negativnih faktora ako izbegavate takvu hranu, a pogotovo kada je vruće i vlažno.

Stres, neredovna stolica i nedostatak odmora takođe mogu uticati na pojavu akni. Redovno pražnjenje organizma, uravnotežena ishrana i puno sna su očigledni lekovi. I na kraju, ali ne i najmanje važno, je da morate svoje lice održavati u čistom stanju. Ako se ne umivate redovno, vaše lice će privlačiti bakterije koje izazivaju akne.

Rešenje; Umivajte se tri puta dnevno da biste uklonili prljavštinu i sebum. Sapun sadrzi kiselinu, pa stoga posle sapunjanja lica morate pet puta umiti lice mlakom vodom. Zatim nanesite na lice neko sredstvo za skupljanje pora, koje će ukloniti i suvišno ulje (možda ćete morati malo da eksperimentišete sa ovakvim sredstvima različitih jačina, da biste pronašli koje najbolje odgovara vašoj koži), pa onda upotrebite neku hidrofilnu podlogu (zasnovanu na vodi) radije nego uljanu. Pre nego što se uveče umijete nekim specijalnim sapunom protiv akni ili bakterija, uklonite tu podlogu pomoću kreme za čišćenje lica. Tokom dana koža treba da vam bude što je moguće suvlja, što ćete postići povremenim nanošenjem sredstva za skupljanje pora ili pudera za iice, koji će upiti suvišno ulje. Dobro pazite da ne stavljate nikakva druga kozmetička sredstva na upaljene oblasti. Njih treba da lečite antibioticima i specijalnim hormonskim lekovima koje će vam prepisati lekar.

Budući da je redovno pražnjenje organizma bitno za održavanje čiste kože, pokušajte da svako jutro radite odgovarajuće vežbe, pijete puno vode i jedete integralnu, zdravu hranu (radije zasnovanu na alkalnim nego acidnim supstancama). Vitamin B6 takođe pomaže pri čišćenju lica od akni. Uzimajte ga u obliku kompleksnog vitamina B, po dve tablete dnevno.

I na kraju, nemojte lečiti samo simptome akni. Ukoliko ne spavate dovoljno, nemate uravnoteženu ishranu i ne radite odgovarajuće vežbe, onda nećete rešiti ovaj problem u celosti.

Dok je vaša koža mlada, ona samu sebe obnavlja otprilike svake četiri nedelje. Ali, kako starite, ovaj proces se usporava, prepuštajući kožu uticaju stalnih naslaga crnog pigmenta, koji se naziva melanin. Ovo stanje može nastati i usled preteranog izlaganja suncu, uzimanja kontraceptivnih pilula ili nekih drugih lekova, a povremeno i zbog određenih kozmetičkih preparata. Hormonalni poremećaji, bilo usled trudnoče ili prirodnog procesa starenja, mogu dovesti do stvaranja bubuljica, isto kao i do raznih oboljenja jetre, umora, stresa iii pojave akni.

Bubuljice se u potpunosti mogu ukloniti jedino pomoću lasera ili hirurškim putem. Ali, postoji nekoliko načina da ih učinite manje vidljivima i da usporite proces zbog kojeg one dobijaju tamniju boju.

Umivajte lice pažljivo svako veče da biste uklonili sve tragove kozmetike. Masirajte oblasti sa bubuljicama kako biste stimulisali cirkulaciju i metabolizam, kao i radi širenja pigmenta, što će sprečiti obrazovanje naslaga. Vitamin C pomaže da se posvetle bubuljice, dok vitamin E pomaže da se smanji količina lipid peroksida - supstance koja dovodi do stvaranja bubuljica - u krvi. Kao što smo već ranije spomenuli, vitamini ne mogu biti apsorbovani kroz kožu, pa je stoga jedtni put da ih unosite u organizam bilo pomoću hrane bogate vitaminima iti lekovima. Uzimajte dnevnu dozu od 1000 mg vitamina C - ili, što je još i bolje, pokušajte da jedete više sirove hrane, kao što su to jagode, pomorandže, krastavci i limun, uz dodatak u vidu kapsula samo ako je potrebno. Biće vam potrebno da unosite i oko 100 jedinica vitamina E dnevno. Nosite štitnik protiv sunca ili stavite dodatni sloj podloge da biste zaštitili kožu od ultraljubičastih zraka. Ako patite od zatvora ili nekog drugog oboljenja, obratite se lekaru radi lečenja. I opustite se, ili ćete proizvoditi višak melanina.

Bore

Ovaj problem u velikoj meri varira od pojedinca do pojedinca. Neka žena se u svojim dvadesetim godinama može sekirati zbog ovog problema isto koliko i neka druga žena koja je duplo starija od nje; dok dve žene od 55 godina mogu izgledati kao da ih deli tridesetak godina. Raznorazni faktori koji na ovo utiču uključuju genetske elemente kao što je to rasa, a isto tako i faktore koji se mogu kontrolisati - na primer, stres, način ishrane i nega kože.

Hormonske kreme i masaža donekle pomažu, ali uopšteno govoreći, jedini pravi izlaz je kozmetička hirurgija. Najbolji pristup je pokušati da se uspori proces stvaranja bora. On započinje kada se koža istanji i osuši, a povezivačka tkiva oslabe i izgube elastičnost.

Rešenje: svako veče uklonite uljana kozmetička sredstva pomoću neke kreme za čišćenje na bazi ulja. Zatim umijte lice sapunom ili penom za čišćenje, ispirajući ga pet puta, da biste uklonili svu šminku koja je ostala u porama. Jedite uravnotežene obroke, sa dovoljnom količinom proteina i vitamina. To je neophodno da bi se obrazovalo novo tkivo, kao i da bi se sprečila pojava grube, suve kože. Zapamtite da se vaš režim lepote nastavlja čak i dok spavate, pa zato idite na spavanje pre ponoći.

Ima nekollko važnlh razloga za ovo. Podela ćelija kože je na vrhuncu između 10 sati uveče i 2 sata ujutru. Hormoni povezani sa lepotom i autonomni nervni sistem funkcionišu noću. Ako vaš organizam ne dobija dovoljno sna noću, to će ometati ove mehanizme. Stoga ostajanje u budnom stanju do kasno u noć predstavlja otvoreni poziv borama.

Dodatni savet

Jedan od čuvenih japanskih glumaca, Tamasaburo, igra u japanskom pozorištu kabuki ženske uloge toliko ubedljivo da veliki broj mladih žena prati svaki njegov pokret, u nadi da će shvatiti neke nove „cake" za podsticanje svoje lepote. Tamasaburo tvrdi da uvek puno spava, kao i da se uzdržava od alkohola, da bi izbegao bore. Međutim, neki ljudi mogu reći da kvalitet alkohola - ako se uzima u umerenim dozama - da opušta napete osobe više znači od njegovih negativnih osobina. Budite obazrivi i kontrolišite količine alkohola koje unosite u organizam, a isto to se odnosi i na kafu i začinjenu hranu, koja takođe pospešuje stvaranje bora.

Hranite svoju kožu nanošenjem hranljivih krema koje sadrže aminokiseline, kolagen, elastin placentu ili ženske hormone. Stimulišite cirkulaciju i podstičite rad lojnih žlezdi masiranjem, i to tako da masirate kožu prema gore, a ne u smeru sile zemljine teže. Pre masaže nanesite hidrantnu kremu ili losion da biste sprečili isušivanje kože. Koristite maske za lice i zbog njihove hranljive vrednosti, a i da biste stimulisali cirkulaciju. Štitite kožu od sunca. U suvim prostorijama koristite aparat za vlaženje vazduha, a naročito tokom hladnijih sezona kada se pali grejanje. Ništa ne isušuje kožu toliko kao veoma tople prostorije bez dovoljno vlažnosti. Ako je moguće, tokom dana nekoliko puta ponovo nanesite podlogu.

Alergije i smetnje izazvane kozmetičkim preparatima

Ove smetnje se javljaju bilo zato što korisnik pati od neke osetljivosti na određene sastojke u datom proizvodu, iii zbog toga što je neki kozmetički preparat upotrebljen na pogrešan način - na primer, ako je krema za omekšavanje primenjena na masnu kožu, ili neko sredstvo za skupljanje pora na suvu kožu. Alergijski lišajevi mogu dovesti do stvaranja bubuljica.

Rešenje: Odmah prekinite sa upotrebom tog proizvoda. Sačekajte 48 sati. Ako se smetnje nastave, konsultujte dermatologa. Napomena: Ako je vaša reakcija na kozmetički preparat alergijske prirode, koža će reagovati u roku od jednog sata posle kontakta sa supstancom koja joj smeta. Ali, ako je potrebno duže vremena da se pojavi problem, onda je to verovatno samo reakcija na slab kvalitet datog proizvoda.

O sunčanju

Japanke su po tradiciji oduvek izbegavale sunce. Jedan od razloga za to je činjenica da je svetao, bled ten bio smatran za odliku više klase i znak lepote još od drevnih vremena. Drugi razlog je to što je koža Japanki veoma osetljiva na opekotine od sunca i od preteranog sunčanja lako se stvaraju bubuljice. Dok na Zapadu postoje ljubitelji sunčanja još od početaka prošlog veka, oni su se na japanskim plažama pojavili tek u nekoliko poslednjih decenija. Rezultati već postaju vidljivi: starije Japanke, koje su odrasle izbegavajući sunce, uglavnom imaju gladak i čist ten - u stvari, teško da biste mogli da im odredite godine - dok mlađe žene, koje se peku na suncu svakoga leta, rano dobijaju bore i fleke od pigmentacije. Za njih je tipična gruba, bubuljičava koža koja je rezultat oštećenja nastalih zbog izlaganja štetnim sunčevim zracima.

Sunčanje je mač sa dve oštrice. Pored toga što vam pruža zdrav izgled i lepu boju, ono može pomoći i u jačanju kože, dok su ultraljubičasti zraci dobar izvor vitamina D, koji jača kosti. Ali, ne možemo zaobići ni činjenicu da sunčanje utiče na stvaranje bora, a takođe je i vodeći uzrok za rak kože. Ukoiiko ste zabrinuti zbog toga, onda jednostavno treba da se klonite sunca, ili da preduzimate mere predostrožnosti. Koristite osnovnu kremu za potpunu zaštitu od sunčevih zraka, sa debelim slojem podloge preko nje. Sedite na plaži ispod suncobrana, nosite šešir i budite pokriveni. Svaka dva do tri sata ponovo nanosite kremu, proverivši na ogledalu da niste propustili neko mesto. Napomena: Ako imate veoma masnu kožu, koristite podlogu zasnovanu na puderu sa visokim faktorom zaštite protiv sunca; sada se već mogu naći ovakva sredstva sa faktorom čak i do 30.

Bilo da želite da pocrnite ili ne, sprečite opekotine tako što ćete često brisati znoj, a povremeno rashladiti lice prskanjem mineralnom vodom - iii isprobajte japansko rešenje za letnje doba, pa upotrebite lepezu jarkih boja da biste se rashladili!

Čak i ako želite da pocrnite, nemojte nikako dozvoliti da izgorite. Kada tek počinjete da se sunčate, nemojte se izlagati sunčevim zracima između 11 sati prepodne i 3 sata popodne, kada su ultraljubičasti zraci najjači. Započnite sa samo nekoliko minuta sunčanja između 10 i 11 sati prepodne, ili 4 i 5 sati popodne, dok ne naviknete organizam na duža izlaganja suncu. Koristite ulje za sunčanje sa nekim jačim zaštitnim faktorom (najmanje 4, ili više u zavisnosti od vašeg tipa kože), kako biste se barem donekle zaštitili od ultraljubičastih zraka.

A ako ipak izgorite, tokom otprilike nedelju dana posle toga nemojte trljati niti grubo mazati kožu, jer biste time mogli samo da iskomplikujete štetu koju ste već naneli svojoj koži tom opekotinom. Posle sunčanja se okupajte ili istuširajte mlakom vodom, noseći sapun na kožu isključivo dlanom, a nikako grubim frotirom za kupanje. Posle kupanja, izmasirajte kožu tokom tri minuta, kako biste se osiobodili suve kože. Nanesite neki hidrantni losion. Upotrebite pakovanje za lice dva puta nedeljno, kako biste otvorili pore i pomogli u oporavku kože. Unosite u organizam dovoijne količine vitamina C i E. Ako zanemarite ove postupke, možete dovesti do stvaranja bubuljica, fleka, bora i grube, suve kože.

Ukratko:

UPOZNAJTE svoju kožu - njene jake i slabe tačke.

NADOKNADITE joj sve postojeće nedostatke pomoću ispravnih proizvoda za negu kože.

PRIBAVITE POMOĆ za akne, bilo kod kozmetičarke ili dermatologa.

RAZMIŠLJAJTE DUBLJE od kože - hranite se i spavajte ispravno.

PAMET PRI SUNČANJU - i čuvajte se mačeva sa dve oštrice.

Proizvodi i kozmetički preparati za negu kože

Za kozmetička sredstva se često pogrešno smatra da je to nešto što se stavlja na lice. Činjenica se da neki od tih kozmetičkih preparata postaju deo kože, makar i na kratko, pa ih stoga treba birati isto toliko brižno i pažljivo kao što birate hranu koju jedete ili lekove koje uzimate. Bez te brige i pažnje da odaberete kvalitetne proizvode, kozmetički preparati na vašem licu imaće onaj veštački, težak izgled. Svež, prirodan izgled može se stvoriti samo ako kozmetičke preparate i proizvode za negu kože primenjujete na ispravan način.

Evo nekih osnovnih pravila za upotrebu kozmetičkih preparata:

Nemojte:

- Ostavljati tube i teglice otvorene
- Pokušavati da vratite preostalu kremu nazad u posudu
- Ostavljati posude sa kozmetičkim preparatima na direktnoj sunčevoj svetiosti
- Koristiti isuviše šminke
- Koristiti šminku koja vam nije potrebna
- Očekivati da kozmetički preparati zasnovani na vodi obavljaju hranljive ili lekovite funkcije, budući da oni ne mogu da prodru kroz kožu

Treba da:

- Tragate za kvalitetnim preparatima kada birate kozmetička sredstva zasnovana na ulju, budući da ona mogu da prodru duboko kroz kožu
- Koristite kozmetička sredstva zasnovana na ulju u skromnim količinama, a kozmetičke preparate zasnovane na vodi u obilnijim količinama
- Odabirate boju šminke u skladu sa svojim tipom kože, na isti način kao što birate i podlogu i sredstva za skidanje šminke
- Kupujete kozmetičke preparate prema VAŠIM specifičnim potrebama - bez obzira da li se radi o lečenju bubuljica, unošenju vlage u kožu, uklanjanju suvišnog ulja, ili nečemu drugom
- Bacate stare, ustajale kozmetičke preparate Pronalaženje odgovarajućih kozmetičkih preparata
- Pre nego što kupite kozmetička sredstva, treba da odredite šta želite a šta ne. Ako imate nekih

problema sa kožom - kao što su to bubuljice, na primer - biće vam potrebni kozmetički preparati koji će funkcionisati uglavnom kao sredstva za prikrivanje bubuljica. Ako patite od akni, onda ćete želeti kozmetičke preparate koji će da upijaju ulje. Pažljivo pročitajte šta piše na nalepnici, a takođe se raspitajte i kod prodavačice pre nego što kupite neki proizvod.

• Upoznajte se sa svojim tipom kože i konstitucije. Razmislite o nekim osnovnim stvarima. Jedna od najvažnijih stvari koje možete učiniti za svoje lice je da pronađete koja je vrsta osnovnih kozmetičkih preparata potrebna vašoj koži. Neznanje se može odraziti i na vašu kožu i na vaš novčanik. Pošto odredite koju vrstu kože imate, bićete u stanju da odaberete one kozmetičke preparate i proizvode za negu kože koji će najbolje delovati za vas.

TIP KOŽE

Neutralna

U jesen/zimu, skidajte šminku pomoću kreme za čišćenje lica, pa isperite penom za čišćenje. U pro!eće/leto, koristite samo penu za čišćenje.

U jesen/zimu, koristite tip kreme zasnovan na uJju. U proleće/leto, koristite neutralni tip. Masirajte barem 3 minute.

Suva koža? Koristite tip kreme zasnovan na ulju. U ieto, ukoliko je koža masna, koristite hidrantnu kremu na bazi vode ili polumasnu hidrantnu kremu.

Tapkanjem nanesite manju količinu blagog acidnog losiona.

Koristite manju količinu da biste omekšali kožu.

U maloj količini.

U jesen/zimu, nanesite hranljivo pakovanje da biste sačuvali kožu od isušivanja. U proleće/leto, stavljajte masku jednom ili dvaput nedeljno.

Masna

U jesen/zimu, skidajte šminku pomoću kreme za čišćenje lica, pa isperite penom za čišćenje. U proleće/leto, ako je koža masna ili znojava, koristite samo penu.

Za izuzetno masnu kožu, nemojte masirati svakoga dana. Koristite kremu koja nije na bazi ulja. Umesto toga je u redu koristiti maslinovo ulje.

Nemojte koristiti hranljivu kremu sve do 23-eće godine - a zatim upotrebljavajte manju količinu neutralne kreme pre nego što odete na spavanje.

Nanesite tapkanjem radi upijanja ulja.

Manja količina zbog perutanja i uklanjanja suvišnog ulja.

Ne koristite.

Upotrebite masku u prahu za skupljanje pora (tipa kaolina) radi čišćenja i upijanja ulja. Oljuštite masku odozdo prema gore.

Koristite 3 do 4 puta dnevno leti.

Suva

Stavljajte obilne količine i kreme i pene.

Koristite u obilnoj količini neku hranljivu kremu za masažu.

Koristite u obilnoj količini.

U manjoj količini (samo da bi se ubile bakterije); povećajte količinu leti. Bilo hidrantni ili uljni losion će biti u redu.

Ukoliko je koža neuobičajeno suva, koristite losion radi perutanja ljuspičave kože.

Manja količina mlečnog ili obilna količina hidrantnog losiona radi borbe protiv bora i isušivanja.

Maska treba da bude hranljivog tipa, u vidu kreme.

Nepotrebno. Ili, ako želite, odaberite neki sapun sa aminokiselinama.

Kombinacija: masna i suva

Jedno ili drugo.

Koristite samo na suvim površinama, kao što su to obrazi. Izbegavajte T-oblast.

Koristite uljanu ili neutrainu kremu samo na suvim oblastima.

Samo u T-oblasti.

Manja količina na masnu oblast; više na suvu oblast.

U suvim oblastima, obavezno; po čitavom licu, ako želite.

Hidrantno pakovanje.

Odaberite neki neutralni sapun sa pH faktorom 5-6.

Osetljiva

Ne upotrebljavajte kremu za čišćenje; penu dobro utrljajte, isperite sa puno vode i pažljivo.

Po izboru, ali nikada kada je koža upaljena.

Po izboru. izbegavajte kreme sa uljem, parfemom, bojom ili drugim aditivima.

Samo blagi proizvodi.

Po izboru. Samo blagi proizvodi.

Blagi mlečni losion sa malim procentom ulja, a visokom sadržinom vode.

Izbegavajte pakovanja, osim ako su izuzetno blaga. Prethodno testirajte na maloj površini kože.

Nepotreban.

Ako imate neutralnu kožu

Savet - Varirajte svoje kozmetičke preparate u skladu sa godišnjim dobom. Vašoj koži je potrebno manje vlage u toplijim mesecima, a više tokom hladnijih perioda.

Krema ili pena za čišćenje?

Možete koristiti bilo kremu, bilo penu za čišćenje. U zimu iii u jesen, kada bi trebalo da koristite neku podlogu na bazi ulja, svakako je skidajte - i to temeljno - pomoću kreme za čišćenje, pa je zatim isperite pomoću pene za čišćenje. U proleće i u leto, kada bi trebalo da se prebacite na neku podlogu na bazi vode, koristite samo penu za čišćenje.

Krema za masažu

U zimu ili u jesen koristite neki tip na bazi ulja. Za ostatak godine, koristite obilje kreme neutralnog tipa. Masirajte barem tri minuta, svakoga dana.

Hranljiva krema

Kada osećate da vam je koža isušena, koristite neki hidrantni proizvod (na bazi ulja). U leto, ako vam je koža pomalo masnija, koristite neku hidrantnu kremu na bazi vode ili polumasnu hidrantnu kremu.

Acidni losion (za skupljanje pora)

Tapkanjem nanesite manju količinu nekog blagog acidnog losiona.

Alkalni losion

Koristite ga da biste omekšaii grubu kožu.

Mlečni losion/hidrantni losion

Dovoljno je koristiti samo malu količinu mlečnog losiona. Dobro je takođe koristiti i hidrantni losion, ukoliko vaša koža to zahteva.

Pakovanje

Koristite ga u skladu sa godišnjim dobima. Hranijivo pakovanje štiti od isušivanja u hladnijim mesecima, dok maska za čišćenje koju ćete stavljati jednom nedeljno tokom proleća i leta sprečava nagomilavanje prljavštine.

Sapun

Nepotreban.

Ako imate masnu kožu:

Savet - Kontrola masnoće je najvažnija stvar. Naučite tehnike koje će vam pomoći da sprečite sijanje lica.

Krema ili pena za čišćenje?

U zimu, isperite penom za čišćenje pošto ste skinuli svu prljavštinu pomoću kreme za čišćenje lica. U toplijim mesecima, kada vam je lice znojavo ili masno, koristite samo penu za čišćenje lica i puno tople vode.

Krema za masažu

Masnoću kože ne smete pojačavati nekom masnom kremom. Ali, maslinovo ulje - pravo iz bočice - možete koristiti. Ako ste mladi i vaša koža luči velike količine ulja, masirajte lice nekoliko puta nedeljno, a ne svakog dana, i obavezno posle toga temeljno isperite lice.

Hranljiva krema

Ako ste mladi i imate veoma masnu kožu, onda preskočite ovu kremu. Posle doba od 23 godine, koristite je u malim količinama - dovoljno da prekrijete vrh prsta - pre odlaska na spavanje. Nije vam potrebna nikakva masna hranljiva krema u bilo koje drugo vreme.

Acidni losion (za skupljanje pora)

Nanesite ovaj losion tapkanjem radi upijanja ulja. On takođe služi i kao sredstvo za skupljanje pora, jer unosi kiselinu u kožu, ubija klice i isušuje kožu. Treba da koristite ovaj losion u tolikoj količini da vam mesečno budu potrebne dve bočice.

Alkalni losion

Nije vam potrebno mnogo ovog losiona. Koristite samo manju količinu radi uklanjanja grube kože i suvišnog ulja.

Mlečni losion/hidrantni losion

Preskočite ga. Ukoliko po svojoj ličnoj želji želite da ga koristite, držite se hidrantnog losiona.

Pakovanje

Upotrebite neku masku u prahu, kao što je to pakovanje za skupljanje pora sa bademom, iii pakovanje tipa kaolina (gline) radi čišćenja kože i upijanja suvišnog ulja.

Sapun

Ako je vaša koža naročito masna iii se obilno znojite, leti se umivajte sapunom tri do četiri puta dnevno. Ovo će pomoći u sprečavanju pojave bubuijica i lišajeva.

Pokušajte da upotrebite neki sapun protiv bakterija, ili onaj koji je napravijen specijalno za masnu kožu.

Ako imate suvu kožu:

Savet - Hranite svoju kožu nekom hranijivom kremom, da biste odstraniii bore i dobili svilenkast ten.

Krema za čišćenje

Koristite neku bogatu kremu za čišćenje na bazi ulja, u količini koju možete zahvatiti palcem. Pena za čišćenje je takođe u redu.

Krema za masažu

Odaberite neku hranijivu kremu za masažu umesto kreme na bazi ulja.

Hranljiva krema

Hranljiva krema je važna za suvu kožu, budući da je to značajno oružje u vašoj borbi protiv bora. Imate veoma širok asortiman proizvoda koje možete upotrebljavati. Kreme mogu sadržati raznorazne egzotične sastojke - vitamine, skvalen (supstanca koja se vadi iz ajkuline jetre!), aminokiseline, kolagen, placentu, ženske hormone, herbalne lekove, i slične stvari koje nadoknađuju nisku sadržinu vode i ulja u koži.

Acidni losion (za skupljanje pora)

Koristite samo u manjoj količini, da bi se ubile bakterije; povećajte količinu leti. Odaberite neki hidrantni tip koji je napravljen specijalno za suvu kožu, ili neki koji sadrži ulje.

Alkalni losion

Ukoliko vam je koža suvlja nego obično, koristite ga radi uklanjanja grube kože.

Mlečni losion/hidrantni losion

Radi sprečavanja bora i isušivanja, koristite bilo jedan ili drugi losion.

Pakovanje

Koristite neko pakovanje u obiiku kreme, sa hranljivim svojstvima, da bi vam koža bila glatka i vlažna.

Sapun

Budući da vam koža nije masna, nije vam ni potreban. Ali, ako više volite da koristite sapun, odaberite neki sapun sa aminokiselinama, da biste sprečili zatezanje kože.

Ako imate kombinovanu kožu:

Savet - T-oblasti i ostatak vašeg lica nisu podjednake teksture. Zato se različito ponašajte prema njima!

Krema ili pena za čišćenje?

Jedno i drugo je u redu.

Krema za masažu

Koristite samo na suvim površinama, kao što su to obrazi. Preskočite T-oblast- čelo, nos i bradu - koja je masna.

Hranljiva krema

Preskočite masne oblastl, već primenlte kremu samo na suvim oblastima.

Acidni losion (za skupljanje pora)

Nanesite tapkanjem samo u T-oblasti.

Alkalni losion

Koristite više na suvim oblastima, a manje na masnim oblastima.

Mlečni losion/hidrantni losion

Upotrebite po malo mlečnog losiona na suvim oblastima.

Pakovanje

Koristite pakovanje sa specijalnom formulom za unošenje vlage.

Sapun

Odaberite neki neutralni sapun sa pH faktorom (stepen kiselosti/alkalnosti) oko 5-6. Ako imate osetljivu kožu:

Savet - Ponašajte se prema svojoj koži veoma pažljivo - nemojte je suviše jako masirati, odaberite proizvode koji su blagi, biagi, blagi.

Krema ili pena za čišćenje?

Ne upotrebljavajte kremu za čišćenje. Penu dobro utrljajte, pa blago operite. Nemojte grubo trljati kožu. Isperite pažljivo da biste uklonili sve tragove sapuna.

Krema za masažu

Koristite samo kada na koži nema nikakvih upala ili bilo kakvih drugih smetnji. Nije neophodan deo vašeg režima lepote.

Hranljiva krema

Ni ovo nije neophodan korak. Ako se na njega odlučite, koristite samo malo hidrantne kreme. Izbegavajte marke sa modernim sastojcima, kao što su one sa uljem, parfemom, ili bojom, već se držite jednostavnih, čistih proizvoda.

Acidni losion (za skupljanje pora)

Pažljivo odaberite neki blagi proizvod sa niskim sadržajem alkohola. Pa čak i marke koje sadrže sasvim malo alkohola biće dovoljno jako sredstvo za skupljanje pora za vašu kožu.

Alkalni losion

Nije neophodan, ali ako ga ipak koristite, odaberite neki blagi proizvod.

Mlečni losion

Koristite neki blagi proizvod sa malim procentom ulja, a visokom sadržinom vode.

Pakovanje Nepotrebno.

Sapun Nepotreban.

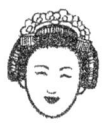

6. KOZMETIČKI VODIČ

Kozmetički preparati mogu se podeliti na proizvode za negu kože i šminku. Žene se, započinjući još kao tinejdžerke, obično usredsređuju na šminku, i često ne razmišljaju o nezi svog tena sve dok nije suviše kasno. Ali, japansko tržište kozmetičkih preparata je pretežno okrenuto ka brizi o koži. Japanke još u ranoj mladosti uče kako da se pridržavaju čistoće i kako da im ten ostane mladalački. I zbog genetskih razloga, a i zbog svog izvanrednog režima za negu kože, Japanke obično izgledaju 10 do 20 godina mlađe od žena sa Zapada istih godina.

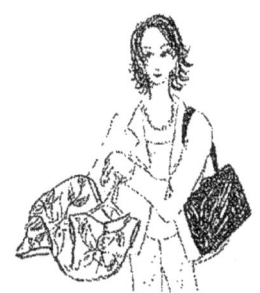

Za čistu, zdravu kožu

Uopšteno govoreći, kozmetički preparati za negu kože postoje da bi kontrolisali masan ten, nadoknadili nedostatak vlage i ulja kod suve kože, kao i poboljšali grubu ili suvu kožu.

Dobar proizvod treba da:

• Čisti kožu

• Štiti kožu od bakterija, prljavštine, temperaturnih krajnosti i ultraljubičastih zraka

• Poboljšava metabolizam

• Stimuliše cirkulaciju

• Čini kožu glatkom

• Vlaži kožu

• Ima dobru apsorpciju

• Bude bezbedan za upotrebu

• Ne sadrži toksične supstance

• Sadrži što manju količinu nečistoća

Evo ukratko opisa tipova kozmetičkih proizvoda i onoga za šta oni služe:

Krema za čišćenje. Uklanja masne kozmetičke preparate i šminku. Treba da bude blaga. Pravi se od sastojaka kao što su vazelin, parafin, površinski aktivni agensi i antiseptička sredstva. Napomena: krema za čišćenje ne može da zameni sapun ili penu za čišćenje.

Pena za čišćenje (umivanje). Pruža koristi koje imate i od sapuna i od kreme za čišćenje. Pravi se na bazi vode. Naročito je efikasna ako vam je koža osetljiva na sapun, ili ako žurite.

Krema za masažu. Održava vlažnost kože dok je trljate prilikom masaže. Pažljivo birajte neki kvalitetan proizvod, budući da će ga koža upijati, a takođe proverite da li odgovara vašem tipu kože. Za suvu kožu treba da odaberete kremu koja je hranljiva i formulisana specijalno za sprečavanje bora i bubuljica. Za tip masne kože odaberite kremu koja nije napravljena na bazi ulja, a takođe izbegavajte i preteranu masažu. (Biće dovoljno jednom nedeljno ako imate izuzetno masnu kožu.)

Hranljiva krema. Ovde spada široki asortiman krema za razne vrste upotrebe: noćna, dnevna, hidrantna, hranljiva, za omekšavanje i vlaženje kože. Sve ove kreme treba da štite kožu, da je čine glatkom i da funkcionišu kao lojna membrana, snabdevajući kožu vodom i uljem. I takođe, što je najvažnije, treba da prodiru u kožu. I u ovom slučaju se potrudite da koristite samo visoko kvalitetne proizvode, budući da hranljiva krema može da dopre veoma duboko kroz površinske slojeve kože.

Specijalna krema (noćna krema). Deluje kao prekrivač kože, a takođe može da prodre i kroz kožu. Sastojci uključuju vitamine i kolagen. Ova krema služi za usporavanje stvaranja bora, sprečava pojavu bubuljica i opekotina od sunca, i čini kožu mekšom; najefikasnija je kada se koristi pred odlazak na spavanje, uveče. Takođe može sadrži vitamin A i vitamine grupe B, vitamine C i E, elastin, hondroitin, gama-orizanol, ekstrakt placente, aminokiseline, ženske hormone, lekovite trave i prirodna ulja.

Pakovanje za lice. Potrebno je samo malo dodatnog napora da se koriste pakovanja za lice, ali i to je dovoljno da mnoge žene odustanu od stavljanja maske. Međutim, taj napor je zaista vredan truda.

Pakovanja obrazuju privremenu prepreku između kože i vazduha kada se nanesu na lice, a zatim se isperu ili oljušte sa lica posle 5 do 10 minuta. Dok je na licu, maska hrani kožu vodom, uljem i hranljivim sastojcima, dok istovremeno pomaže koži da se oslobodi otpadnih materija. Pakovanja su dobra za dubinsko čišćenje, a takođe i za omekšavanje, stimulisanje i izbeljivanje kože, kao i za otvaranje pora. Ovo omogućava porama da upiju hranljive sastojke i da se oslobode otpadnih materija. Pakovanja za lice takođe poboljšavaju cirkulaciju krvi i limfe.

Postoje četiri vrste pakovanja za lice. Svaku od njih treba naneti na lice, pa je pustiti da se osuši 10 do 15 minuta pre nego što je uklonite:

Žele. Nanesite tanak sloj na lice, ostavite da se osuši, pa ga zatim oljuštite kao opnu.

Krema. Nanesite debeo sloj na lice, ostavite da se osuši, pa zatim isperite.

Pasta. Nanesite tanak sloj na lice, osušite ga, pa zatim operite ili oljuštite.

Prah. Pomešajte sa vodom, nanesite tanak sloj na lice, osušite ga, pa zatim isperite. Prah je najbolji za masnu kožu zbog toga što je isušuje.

Sapun. Najčešće upotrebljavano sredstvo za čišćenje. Sapun je obično alkalni, pa je stoga temeljno ispiranje bitno da bi se očuvalo najbolje stanje kože - blago-acidno pH stanje. Danas u prodavnicama možete naći sapune koji su neutralni ili sa niskim procentom kiselina, kao i one koji sadrže aminokiseline, minerale i vitamine. Sapun treba odabrati pažljivo, u skladu sa tipom kože. Jeftini sapuni obično sadrže pH faktor 8-9 (oni su alkalni), dok veoma kvalitetni sapuni imaju pH faktor oko 5-6 (acidni); vrednost pH 7 je neutralna.

Dobar sapun treba da:

- Bude rastvorljiv u vodi
- Pravi dobru penu
- Prija koži
- Sapun ne treba da:
- Stimuliše kožu
- Ostavlja utisak napetosti ili osušenosti na koži
- Ostavlja traga u obliku opne

Losion. Razne vrste losiona razlikuju se po funkciji u skladu sa svojim pH faktorom, ili stepenom kiselosti, odnosno alkalnosti:

Acidni losion (sredstvo za skupljanje pora) dobar je za masnu kožu iti za ten sklon pojavi akni. On uklanja suvišnu masnoću, steriliše, izbeljuje i deodoriše kožu. Ako ga na kožu nanesete tapkanjem, time ćete poboljšati cirkulaciju.

Alkalni losion omekšava suvu iii grubu kožu. Faktor pH ovog losiona je viši od 7, pa je on na dodir pomalo "Ijigav", ali je naročito dobar za razne tipove suve kože.

Hidrantni losion je dobar za kožu koja je zategnuta ili isušena. On obično sadrži aminokiseline.

Šminka treba da:

- Ima razumno dug rok upotrebe
- Bude bez nečistoća, toksina, i bilo čega što izaziva alergije ili bore
- Izgleda isto toliko dobro na vašem licu koliko i u kutiji

- Bude prijatna kada je nanesete

- Bude laka za upotrebu

- Štiti kožu od ultraljubičastih zraka

Šminka ne treba da:

- Stimuliše kožu

- Iritira kožu

Krema za podlogu. Takođe poznata kao krema za šminku, ili krema za pre šminke, krema za podlogu se nanosi u tankom sloju ispod podloge, kao neka vrsta povezivača između kože i šminke. Pazite da ne upotrebite previše ove kreme, jer će onda možda podloga izgledati neravna. Kada je vazduh suv koristite kreme proizvedene na bazi ulja, a kada je potrebno one koje su na bazi vode.

Podloga. Kao prvi korak za šminku, podloga vam omogućava da stvorite "platno" bez bubulica na koje ćete dodavati boju. Podloga može biti tipa tečnosti, kreme, ulja, čvrsta, u stiku ili u obliku pudera. Ona treba da: izjednači boju lica i da mu zdrav izgled; štiti kožu od ultraljubičastih zraka, bakterija i prljavštine.

Kako koristiti podlogu: Započnite tako što ćete naneti tanak sloj kreme za podlogu ravnomerno preko svog lica. (Ovo će pomoći da i podlogu nanesete glatko.) Pošto razmažete kremu za podlogu, nanesite na pet mesta podlogu u obliku tačke, i to na: čelo, obraze, nos i bradu.

Budući da malje na licu rastu prema dole, nemojte trljati lice prema ivici kose. Blagim dodirom razmazujte podlogu od strana nosa prema spolja, ka ušima; od središta čela u svim pravcima; od mesta između očiju ka vrhu nosa; i od centra brade prema spolja u svim smerovima.

Znači svi vaši potezi treba da se šira od središta prema periferiji lica. Nemojte trljati napred-nazad.

Odaberite svoju podlogu - gustu, srednju ili ređu (odnosno, masnu, neutralnu ili na bazi vode) kako u skladu sa vašim tipom kože, tako i u skladu sa godišnjim dobom.

Sakrivanje bubuljica

Fleke, pegice, mladeži, ožiljci i sve druge promene na koži mogu se "izbrisati" upotrebom specijalne guste podloge.

Način upotrebe: Nanesite manju količinu svoje uobičajene podloge ravnomerno po čitavom licu. Zatim stavite samo malkice specijalne podloge na oblasti koje se zbog svoje drugačije boje vide kroz onaj prvi sloj. Dodirnite tu tačku svojim domalim prstom (dodir treba da bude veoma blag), pa zatim razmažite podlogu kružnim pokretom, koji će se širiti od središta. Na ovaj način će se ta dva sloja podloge spojiti, tako da će dve nijanse postati jedna ista boja.

Zatim stavite sloj pudera, i eto - zatamnjeno mesto će biti prikriveno na savršen i prirodan način

Da biste prikrili crvenkast ten, pomešajte podlogu sa kontrolnim bojama, kao što su to zelena ili žuta.

Upotreba kozmetičkih preparata

Podloga. Nanesite pet tačaka na lice, kao što je to već objašnjeno. Razmažite ih prema spolja tapkanjem prstima. Nemojte trljati napred-nazad.

Napomena: Da biste prikrili bubuljice pomoću podloge, stavite podlogu na vrh prsta, pa je tapkanjem nanesite na bubuljicu i kružnim pokretom razmažite prema spolja, sve dok se boja ne izjednači..

Rumenilo. Može se naći u tečnom ili čvrstom stanju, kao i u obliku praha, paste ili stika. Služi za naglašavanje lepih i pravilnih crta lica, kao i za prikrivanje mana. Na primer, okruglasto lice izgleda tanje ako se nanese rumenlio u vertikalnim potezima. Duguljasto lice izgleda manje dugačko ako se boja nanese horizontalno preko jagodica.

Senka za oči.Ovo je najteži deo šminkanja, jer, u zavisnosti od primene, šminka za oči može da stvori izgled elegantnosti ili vamp-imidž. Cilj je da pažljivo spojite boje tako da istaknete najjače osobine svojih očiju, a ne da radite protiv njih. Budite pažljivi dok birate odgovarajući proizvod, koji treba da ima sastojke u skladu sa tipom vaše kože. Senke se mogu naći u obliku kreme, pudera, stika i paste.

Olovka za obrve. Nije svakome potrebno da šminka obrve. Ako imate razumno lepe obrve, jednostavno ih iščetkajte i vodite računa da redovno čupate poneku zalutalu dlačicu. Veštačke obrve će vas učiniti starijom, pa se stoga uzdržite ako to nije neophodno. Dobra olovka za obrve se lako koristi, ako nije ni suviše meka ni suviše tvrda, treba da je otporna na lomljenje i blago pritiska obrve prilikom iscrtavanja.

Ajlajner. Koristi se za ispravljanje očiju koje su ili isuviše velike ili isuviše male, previše ukoso bilo prema gore ili prema dole. Nemojte preterivati, inače ćete izgledati kao rakun. Dobri ajlajneri treba da budu meki i glatki, da ih je lako skidati, da ne stimulišu kožu, bez mirisa i toksina, i da se ne razmazuju. Možete ih naći u obliku tečnosti, olovke ili kreme.

Saveti za savršenu šminku

Osnova

Nanesite providni losion pre nego što počnete da se šminkate. Držeći vatu između kažiprsta i srednjeg prsta, kao i između domalog i maiog prsta, pravite poteze prema gore i prema spolja.

Za masne vrste tena, ili leti, potapšite blago sredstvom za skupljanje pora.

Za sprečavanje pojave bora, stavite po kap hidrantnog losiona na čelo, obraze i bradu. Razmažite ga po čitavom licu, koristeći srednji i domali prst, kako biste izbegli suviše grubo pritiskanje kože. Osobe sa suvom kožom treba umesto hidrantnog losiona da koriste "noćnu" kremu ili hidrantnu kremu.

Odaberite podlogu koja se slaže sa bojom vašeg vrata - bilo bež, roze ili žućkastu. Ne zaboravite da prekrijete i oblast iza nozdrva, kao i da nanesete podlogu i preko brade, da bi se njena boja stopila sa bojom vrata.

Nanesite podlogu za prikrivanje fleka tako što ćete prvo oko zatamnjenog mesta staviti manju količinu. Zatim je blago razmažite sve dok se boja ne izjednači - nemojte nikako na tom mestu ostavljati vidljivu tufnu.

Preko svega nanesite puder, osim ako imate bore. (Puder se zavlači u nabore, pa ih naglašava umesto da ih sakrije.)

Dodavanje boje

Pre nego što nanesete senku za oči, zamotajte četvrtasti papirnati ubrus oko prstiju koje ćete nasloniti na lice, kako ne biste razmrljali podlogu.

Da biste izbegli "savijeni", neprirodni izgled trepavica, koristite spravicu za uvijanje trepavica na ovaj način: kada stavite trepavice u spravu, blago stisnite, pa brojte jedan-dva-tri-četiri   dok spravu pomerate od korena ka ivici trepavica.

Stavite maskaru preko trepavica na gornjem kapku, a zatim i odozdo. Onda nanesite maskaru i preko trepavica na donjem kapku. Povucite obrve prema gore da biste izbegli ubod u oko.

Ako imate sitne oči, nanesite ajlajner preko čitavog kapka. Za krupne oči, povucite liniju samo preko spoljašnje trećine kapka.

Tamnije nijanse rumenila su za svečane prilike. Nežne, blaže nijanse su najbolje za svakodnevne prilike ili za posao.

Završite šminkanje zrnastim puderom, koji ćete blago naneti pomoću četke na čelo, nos, bradu i oko očiju.

Nemojte popustiti pred borama, a da prvo ne uložite velike napore u borbu protiv njih. Malo pripreme za šminku i nekoliko kozmetičkih trikova mogu vam mnogo pomoći da prikrijete bore, a samim tim i da vaš izgled bude mnogo više mladalački.

Osnova. Započnite sa osnovnom negom kože pre nanošenja šminke. Kao prvo, izmasirajte blago lice da bi vam koža postala mekana i savitljiva. Pre nanošenja podloge, stavite neku kremu sa visokim sadržajem ulja i vitamina E, a ako je to potrebno i ženskih hormona. Tu kremu stavite samo na oblasti koje su sklone pojavi bora. Ovakva priprema je važna, jer će bez nje bore biti naglašenije, umesto prikrivene, kada nanesete podlogu.

Izbegavajte tečnu podlogu, koja obično ukrućuje kožu, kao i podlogu u prahu, od koje koža postaje isuviše mat.

Koristite tip kreme koji se nanosi u tankom, ravnomernom sloju. Tapkajte po licu pokrećući prste od središta prema spolja. Ako imate kombinovanu kožu - bore, plus sklonost ka znojenju i masnoći u T-oblasti - onda preko podloge nanesite tapkanjem i zrnasti puder za lice. Tako vam ten neće postati mat, a puder će kontrolisati znojenje i stvaranje suvišne masnoće.

Oči.Pre nego što stavite senku na kapke, obojte čitavu oblast od trepavica do obrva podlogom u ružičastoj ili beloj boji. Ovaj trik za isticanje može se takođe primeniti i ispod očiju, da bi se sakrili podočnjaci.

Izbegavajte hladne boje, kao što su plava ili zelena - od njih ćete samo izgledati nezdravo - a takođe se držite senke u obliku kreme, radije nego praha, da biste izbegli naglašavanje bora. Svetlo zelena biserna senka će vam dati najlepši i najmladalačkiji izgled. Eksperimentišite sa raznim bojama maskare i raznolikim načinima za nanošenje ajlajnera, da biste otkrili šta vam najprivlačnije stoji.

Obrve. Pronađite koji je najprivlačniji oblik obrva koji bi se slagao sa oblikom vašeg lica. Za mladalački izgled, izbegavajte suviše tanke obrve, a takođe nemojte ni iscrtavati suviše visoke krajeve. Lep luk je veoma važan, ali isto tako je važno i da obrve odgovaraju vašem karakteru. Nema baš svako obrve sa oštrim ili zakrivljenim lukom - savršeno su prihvatljive i prave linije, pod uslovom da taj izgled deluje prirodno.

Iscrtavanje lepih obrva

Savet - Šminku za obrve koristite u maloj količini, i četkicom je nanesite na krajeve obrva da biste ublažili njihov oblik. Uvek pri iscrtavanju obrva koristite poteze koji se kreću odozdo prema gore, a nikako obrnuto.

Većina žena strepi kada treba da očupaju ili iscrtaju obrve. Mnoge žene imaju obrve koje su isuviše pune ili isuviše tanke, previše blizu ili previše udaljene, ili nisu dovoljno blizu očima. Hajde da se malo pozabavimo vašim obrvama. Zapamtite da posle iscrtavanja obrva svakako morate zasenčiti krajeve koristeći četkicu - suviše oštre, izrazite obrve su za lutke, a ne za ljude. Moderan izgled je da vam središte luka obrva bude kod spoljašnjeg ugla oka (ovo će vam dati mladalački, iskren izgled).

Deset pravila za oblikovanje obrva:

1. Pratite oblik svojih prirodnih obrva.

2. Olovkom iscrtajte željeni oblik pre nego što očupate ili podšišate obrve.

3. Čupajte dlake uvek u pravcu u kojem rastu, i to uvek tako što ih uhvatite odozdo.

4. Podšišajte dlake makazicama u suprotnom pravcu od onog u kojem rastu, i to samo one dlake koje su duže od ostalih.

5. Dok šišate obrve, nastavite da ih oblikujete četkicom.

6. Da biste izbegli nesimetričnost, prvo obeležite luk obrva. Vrh tog luka nalazi se na liniji koja je direktno iznad spoljašnje ivice zenice oka.

7. Kod obrva koje se mogu oblikovati različito za svaku priliku, činite to započinjući od prednje strane obrve (to je onaj deo koji je najbliži nosu), pa prema luku. Zadnju polovinu podšišajte ili očupajte dlake koje smetaju obliku. Ova oblast se može oblikovati tako da odgovara prilici.

8. Boju obrva možete odabrati tako da se slaže sa

bojom vaše kose, okvirom naočara, ili omiljenom nijansom odeće, ali obično će vam najbolje stajati nijansa koja je nešto malo tamnija od boje vaše kose.

9. Da biste lakše iscrtali levu obrvu, lakat naslonite na telo, a ruku postavite ispod oka.

10. Da biste izbegli izgled koji vas čini starijom, a vaše lice nezdravim, nemojte isuviše kratko seći dlake obrva.

I na kraju, nemojte zaboraviti da odaberete oblik obrva koji odgovara vašem licu:

Standardne obrve. Najprirodniji oblik obrva, koji se najlakše slaže sa svakim licem

Prave obrve. Zbog manje zakrivljenosti, ovaj oblik obrva ističe horizontalni pravac, pa je stoga odličan za izdužena lica

Zakrivljene obrve. Visoki luk naglašava vertikalni pravac, pa je stoga dobar za lica sa punačkim obrazima.

Još neki saveti u vezi šminke

Za šarmantne oči potrebne su dobro oblikovane linije i trepavice.

Preveliki kapci. Povucite prirodne linije. Upotrebite maskaru tako da trepavice postanu duge, ali ne i zadebljane.

"Oriijentalni oblik oka, bez prevoja. Upotrebite široku liniju (isključivo sa tečnim ajlajnerom) i duže trepavice.

Sitne oči. Povucite široke, pune linije oko očiju i na gornjem i na donjem kapku. Dodajte maskaru samo na spoljašnje i donje trepavice.

Krupne oči. Nepotrebno je iscrtavati linije, ali se one po želji mogu povući u spoljašnjim uglovima očiju. Dodajte samo malkice maskare.

Oči srednje veličine. Iscrtajte uzane, prirodne linije, pa dodajte dva sloja maskare na gornje i donje trepavice.

Okrugle oči. Izdužite ih pomoću dugih, uzanih linija i maskare nanete na spoljašnje ivice. "

Uzane oči. Otvorite ovakve oči pomoću širokih linija na gornjem i donjem kapku (koristite tečni ajlajner). Trepavice treba da budu debele i podjednake dužine.

Kose spuštene oči. Linije treba da se šire prema spoljašnjim uglovima očiju, i da se blago uzdižu. Ostavite malo mesta između linije i oka kada iscrtavate donji kapak. Trepavice treba da budu deblje na spoljašnjim uglovima.

Kose uzdignute oči. Linije treba započeti kao debele, pa ih sužavati prema spoljašnjim uglovima. Ostavite malo mesta između linije i oka kada iscrtavate donji kapak.

Rumenilo

Žene često biraju rumenilo u skladu sa bojom svoje kože, i onda ga se uvek drže. Ali, pokušajte i da menjate razne nijanse rumenila u skladu sa odgovarajućom prilikom.

Boja karmina

Sredovečne žene ne bi trebalo da koriste karmin braon boje, boje vina ili nežnih pastelnih nijansi. Za njih su bolje neke jače boje.

Puder

Nanesite zrnasti puder na obiasti koje želite da istaknete, kao što su to čelo i obrazi.

Borba protiv akni

Ako vam je obolela veća površina kože, onda je bolje da pore ne zatvarate podlogom sve dok koža ne ozdravi. Pokušajte da se ograničite na karmin, senku za oči i parfem. Ako morate da koristite podlogu, onda nanesite tečni tip sa visokim sadržajem vode i pudera. U ozbiljnim slučajevima pojave akni, nanesite adrenalnu mast ili neku antibiotičku mast, u manjoj količini i samo na obolele oblasti. Zatim to prekrijte tankim slojem podloge ili providnog pudera.

Naočare kao šminka

Naočare nekada baš i nisu imale dobru reputaciju. Ali, prošli su ti dani u kojima su sažaljevane razroke i slabovide osobe koje su morale da nose naočare. Danas, mlade Japanke koje prate modu toliko vole naočare, da izgleda kao da većina onih koje nose naočare to čine zato što im se dopada, pre nego zbog nedostatka savršenog vida. Neke od njih čak nose okvire bez ikakvih stakala! Zaista, naočare - a naročito oni tamniji okviri - su postaje bitan sastojak mode za mlade ljude u Tokiju.

Bilo da nosite naočare zato što morate ili ne, treba da o njima vodite računa isto koliko i o šminkanju. Možda čak i više, budući da će okviri naočara biti najizrazitiji deo vašeg iica. Vaš izbor treba da uzme u obzir ne samo oblik vašeg lica, već i čitavo vaše telo isto tako, kao i činjenicu da li nosite naočare u intimnim ili formalnim situacijama.

Uz ogroman asortiman ramova koji se danas mogu kupiti, naočare se mogu odabrati tako da odgovaraju svakoj prilici - i da pomognu da se prikriju mane lica, ili da se istaknu njegove jake tačke.

Kao prvo, hajde da vidimo kakav je vaš opšti izgled. Kakvu sliku vi imate o sebi? Kakvu vrstu imidža biste želeli da imate; moderan, lagodan ili tradicionalan? Pogledajte se u ogledalu (u punoj veličini, budući da naočare utiču na celokupan vaš izgled). Da li ste visoki ili niski? Vitki ili punački?

I na kraju, pogledajte i svoju frizuru, šminku i omiljenu odeću. Koja boja okvira bi najbolje išla uz sve to?

Za "savršena" lica i ona koja "nisu savršena"

Evo proporcija za "savršeno" lice: razdaljina od linije gde počinje kosa do obrva = razdaljina od obrva do vrha nosa = razdaljina od vrha nosa do brade. Vlasnik ovakvog lica može nositi bez razmišljanja bilo koju vrstu okvira. Za ostatak nas, ima okvira koji ne idu uz lice, i onih koji izgledaju sjajno.

Okviri i vaše lice

Uopšteno govoreći, postoje dve vrste lica na svetu - duguljasta i okruglasta. Ako imate duguljasto lice, trebalo bi da odaberete okvire koji ga neće još više izdužiti. Suprotno tome, ako je vaše lice okruglasto, onda treba da kupite okvire koji će ga stanjiti.

Okviri koji su dobri za duguljasto lice - To su okviri koji ne povećavaju razdaljinu između očiju i brade. Veliki okviri i tamne boje imaju dobar efekat. Ako je vaše lice još i mršavo, odaberite velike okvire koji su podjednako široki ili uzani svuda, ali nikako one koji su gore široki, a na dnu uzani.

Okviri koji su dobri za okruglasto lice - Mali, tanki okviri, sa malo ili nimalo ukrasa, idu dobro uz ovakvo lice. Čuvajte se velikih okvira. Naočare koje su deblje na spoljašnjim ivicama će vam dobro stajati. Tamni okviri će vam dati izgled rakuna. Odaberite metalne ili plastične okvire pastelnih boja.

‚Ako imate dug nos - Okviri sa dvostrukim osloncem za nos stvaraju jaku horizontalnu liniju koja skraćuje nos.

Ako imate kratak nos - Okviri sa uzdignutim osloncem za nos naglašavaju ga.

Da li vam naočare dobro stoje?

Proverite obrve. Gornji deo okvira treba da sledi oblik obrva, tako da luk obrva bude tek malo vidljiv iznad okvira. Ukoliko obrve puno vire iznad okvira ili su potpuno njime skrivene, onda veličina naočara nije dobra.

Da li vam je razmak između očiju veliki ili mali?

Da biste ovo odredili, prvo izmerite dužinu oka, pa zatim razdaljinu između zenica oba oka. Ako ove dve mere nisu jednake, onda se okviri vaših naočara mogu upotrebiti da poprave taj nedostatak. Oni čije su oči mnogo udaljene mogu da odaberu okvire sa ukrašenim osloncem za nos. A ako vam je razmak između očiju isuviše mali, onda se odlučite za neki okvir jarke boje na spoljašnjim ivicama.

Da li okvir odgovara vašem licu? Naočare su vam dobre ako:

• Ne žuljaju nos i uši

• Ne urezuju se u obraze

Nisu vam teške. (Pa čak i deblja sočiva mogu se praviti od veoma lake plastike). Naočare nikada ne treba da budu teže od 35 grama

Lepo i pravo stoje, da se ne naginju na jednu stranu

Nekoliko „caka" koje će vam pomoći da odaberete dobar okvir:

Metalni okviri su dobri za sve prilike, dok plastične naočare izgledaju manje formalno. Gore navedeni saveti u pogledu veličine okvira ne odnose se na naočare za sunce (svako može da nosi velike naočare za sunce), niti na prilike u kojima naiđete na neki okvir koji vam savršeno stoji - onda ga slobodno uzmite i uživajte!

Tradicionalni izgled

Za okruglasta lica

Obojeni metalni okviri lepog okruglog oblika istaći će vaše najlepše crte lica. Formalnog ali blagog izgleda, ovakva vrsta okvira može doprineti vašoj eleganciji.

Za duguljasta lica

Odaberite elegantne plastične okvire u boji koja odgovara formalnim i svakodnevnim prilikama. Ukrasi sa strane okvira doprineće interesantnom izgledu i dodaće širinu vašem licu.

Lagodan izgled

Za okruglasta lica

Plastični okviri sa oštrim, duguljastim oblikom i u nijansi od dim boje do providnih, najlepše stoje na okruglastim licima, i to prevashodno zbog svoje boje.

Za duguljasta lica

Plastični okviri sa jakom horizontalnom linijom skraćuju lice. Veliki okviri sa dinamičnim oblikom i dvostrukim osloncem iznad nosa takođe ublažavaju inače grub izgled. Izbegavajte okvire u stilu avijatičara - oni izdužavaju lice.

„Moderan izgled"

Za okruglasta lica

Okviri bez ivica doprinose lepom izgledu, a neočekivano visoki oslonac iznad nosa stanjuje lice. Sočiva u nijansama roze ili ljubičaste boje čine ovakve naočare toliko interesantnim da čak i ljudi koji imaju savršen vid požele da nose takve naočare radi ukrasa.

Za duguljasta lica

Plastični okviri sa prugicama boje kafe i slonovače doprinose istovremeno i sportskom stilu i modernom izgledu. Sočiva koja su pri vrhu šira skraćuju suviše dugo lice.

Šminka i naočare

Naočare, same po sebi, mogu naglašavati mane vašeg lica. Ali, ako ih pažljivo odaberete i kombinujete sa pažljivom šminkom, mogu sakriti vaše slabe tačke ili odvratiti pažnju od njih.

Evo nekih uobičajenih mana na licu:

Oči koje su suviše uzane - Žene sa uzanim očima treba jasno da istaknu oči pomoću linija. Odaberite okvire koji su veliki, ali ženstveni.

Oči koje su suviše razmaknute - Stvorite utisak da je razmak između očiju manji tako što ćete naneti senku na unutrašnje uglove kapaka. Odaberite okvire sa dvostrukim osloncem iznad nosa kako biste privukli pažnju na središte lica. (Za oči koje su isuviše blizu, nanesite senku na spoljašnje uglove kapaka.)

Okruglasta, široka lica. Stavite mato rumenila visoko na obraze u oštrim vertikalnim potezima, sa malo braonkaste nijanse na jagodicama. Razdaljina od vrha do dna okvira treba da bude što je moguće manja.

Duguljasta, uzana lica. Nanesite rumenilo postepeno, u horizontalnim potezima, na donji deo obraza, uz malo rumenila ili deblji sloj podloge na bradi, da bi izgledala manje oštra. Razdaljina od vrha do dna okvira treba da bude što je moguće veća.

Kontaktna sočiva: šminkanje očiju bez suza

Ukoliko naočare zamenite kontaktnim sočivima, možda ćete izgledati mlađi, ali mnoge žene smatraju da u tom slučaju moraju da se odreknu senke za oči, maskare i ajlajnera. One misle da će, ako budu nosile kontaktna sočiva, biti bolno šminkati oči, ili da će se šminka razmazati kada se sočiva pomere i oči počnu da suze. Ali, nošenje kontaktnih sočiva ni u kom slučaju ne znači odricanje od šminke za oči. Evo nekoliko saveta koji će vam pomoći u šminkanju ako se odlučite za nošenje sočiva.

Da biste bili sigurni da su sočiva na pravom mestu, kao prvo treba da se opustite! Radite pravu stvar na pravi način, pa stoga nema nikakvog razloga da vas sočiva žuljaju.

Senka - Zatvorite oko, pa zatim pomoću domalog prsta povucite kožu upravo ispod obrve. Na ovaj način će kapak sigurno biti udaljeno od sočiva.

Otvorite oko do pola - ako biste ga potpuno otvorili, to bi dovelo do toga da vam oči suze – i nanesite kremu za podlogu senke potezima prema dole. Otvorite oči malo više kada nanosite glavnu boju, i za to koristite četkicu.

Maskara - Za ovo je potrebno malo vežbe. Maskara se mora nanositi brzo, ili će se sočivo (a da ne spominjemo vaše oči) osušiti. Poboljšaćete svoje šanse za uspešnost ako pronađete neko mesto koje nije isuviše suvo, na kojem nema promaje, i udaljeno je od erkondišna. Koristite maskaru otpornu na vodu, tako da se šminka ne razmazuje u slučaju da vam oči suze. Ako prethodno uvijete trepavice, biće vam lakše da nanesete maskaru, budući da će štapić onda biti dalje od očiju.

Ajlajner - Stavljajte tečni ajlajner - iscrtavanje linija pomoću tvrde olovke može dovesti do pomeranja sočiva - i to neki za koji ste proverili da ne sadrži sastojke štetne za sočiva. Specijalni ajlajner za osobe koje su alergične sigurno će manje iritirati oči ako nosite sočiva.

Malje - Dok su Evropljanke opsednute uklanjanjem dlaka sa nogu, Japanke nekako smatraju da su maljave noge prirodne. Možda zato što u poređenju sa Evropljankama imaju manje dlaka. Ako su vaše malje tamnije od kože, možda ste primetili da se one prilično primećuju na slikama. Ako mislite da bi vaš izgled bio ulepšan uklanjanjem tih malja, imate nekoliko mogućnosti: da upotrebite neko sredstvo za beljenje, kako biste ih posvetlili; da ih skidate pomoću voska, čime ćete ostaviti glatku površinu; da ih uništite elektrolizom, što znači da se blaga struja pušta kroz iglu koja sprži koren dlake; ili da ih brijete. Ovaj poslednji metod je najomiljeniji u Japanu, verovatno zbog toga što je najjeftiniji, najfakši, i najduže prisutan. Žene koriste specijalni pravi žilet, radije nego onu vrstu koju muškarci koriste za brijanje brade. Dobra strana brijanja (ne plašite se, dovoljno je to činiti jednom nedeljno, a ne svakoga dana kao što to muškarci rade) je to što ostavlja glatku kožu, na koju se šminka mnogo lakše nanosi. Ukupan izgled je mnogo prefinjeniji. Ako brijate malje sa lica, obavezno posle brijanja nanesite neko blago sredstvo za skupljanje pora (baš kao što to čine muškarci!), kao i hidrantni losion ukoliko je vaša koža suva ili nadražljiva.

Napomena: Ako vaša koža ima sklonost ka aknama, brijanje je može još više iritirati, pa stoga nije preporučljivo da se isuviše često brijete.

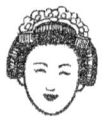

7. O TAJNAMA LEPOTE

Sve do sada je naša pažnja bila usmerena uglavnom u potpunosti na negu lica. Ali, naravno, nema baš mnogo smisla negovati lice ako ste zanemarili ono što se nalazi ispod njega. U ovom poglavlju bismo želeli da vam pružimo jedan brzi pregled saveta za održavanje tela i ukupne lepote.

Hormoni i vaše telo

Kao prvi, ukratko o onome što hormoni čine za vas. Hormoni su od vitalnog značaja za lepu kožu. Oni se proizvode u jednom od organa kao što su nadbubrežna ili pljuvačna žlezda - a zatim se prenose krvotokom radi kontrole ili podsticanja aktivnosti mnogih unutrašnjih organa, time obezbeđujući pravilan rad vašeg telesnog sistema. Telesni sistem funkcioniše u stanju veoma tanane ravnoteže.

I najmanja količina hormona izlučenog u pogrešno vreme - ili uopšte neizlučenog - može izazvati ozbiljno oboljenje. Postoji ogromna razlika između toga kako se vitamini i hormoni unose u telo. Hormoni se proizvode unutar našeg tela (iako se sada mogu nabaviti i neke sintetičke verzije), dok se vitamini moraju uneti putem hrane.

Ženski hormoni

Estrogen. Ovo je najvažniji hormon za lepu kožu, budući da suzbija lučenje muškog hormona, konfroliše lučenje potkožne materije, podstiče razvoj uma i tela, i poboljšava cirkulaciju i metabolizam. Estrogen takođe pomaže da koža ostane sveža i zdrava.

Progesteron. Ovo je hormon koji je zadužen za pripremu tela za trudnoću, jer sprema matericu za prihvatanje oplođenog jajašceta, kao i žlezde u dojkama za proizvodnju mleka. Progesteron opet proizvodi prognenolon, koji se ponekad dodaje u kreme za lice ili oči kao supstanca za poboljšanje tena.

Testosteron ili „muški" hormon

"Muški" hormon ustvari postoji kod osoba oba pola, iako očigledno u manjim količinama kod žena. On podstiče lučenje lojne materije, kao i rast malja na telu.

Sluzni hormoni

Ovi hormoni utiču na endokrine žlezde i kontrolišu ih, podstiču rad seksualnih žlezda, pomažu pri kontroli reproduktivnog ciklusa, unapređuju periodično seksualno uzbuđenje poznato kao estrus, poboljšavaju rast kose, i uopšteno kontrolišu autonomni nervni sistem. Oni takođe stimulišu proizvodnju melanina i modifikuju kontrakcije glatkih mišića.

Hormon nadbubrežne žlezde

Adrenokortikal. Ovaj hormon stimuliše parasimpatetični nerv, kontroliše cirkulaciju, uklanja fleke, leči lišajeve, i stimuliše metabolizam minerala, karbohidrata i proteina.

Adrenalna moždina. Stimuliše simpatetični nerv, stabilizuje krvni pritisak, produžava sistem kapilarnih sudova, i sužava konjunktivne sudove, što pomaže da naše oči izgledaju bistro i zdravo.

Hormon tiroidne žlezde

Podstiče metabolizam i proizvodi svežu, glatku i lepu kožu.

Hormon pljuvačne žlezde

Sprečava bore, povećava svežinu kože.

VITAMINI

Vitamini igraju važnu ulogu u našim telima. Oni pomažu u metabolizmu hranljivih supstanci uzetih iz hrane, i poboljšavaju apsorpciju ishrane i podelu ćelija, Ovo, zauzvrat, ima velikog uticaja na naše opšte zdravlje, kao i na izgled naše kože. (Kao najveći organ u telu, koža je među prvim pokazateljima oboljenja ili znakova loše ishrane.)

Ukoliko želite da izgledate lepo, morate hraniti svoju kožu prvo iznutra, a najbolji način da to činite je da unosite u organizam odgovarajuće količine svih vitamina bitnih za negu lepote: A, grupe B, C i E.

Vitamini se dele na one koji su rastvorljivi u masti i one koji su rastvorljivi u vodi. Vitamini rastvorljivi u masti, a naročito A, D i E, mogu se čuvati u organizmu - i stoga su toksični ukoliko se unesu prevelike količine. Vitamini rastvorljivi u vodi - B i C - mogu biti uništeni toplotom, vazduhom i svetlošću. Oni se ne mogu čuvati, već se njihova zaliha u organizmu mora obnavljati svakodnevno.

Rastvorljivi u masti

Vitamin A Vitamin E

Rastvorljivi u vodi

Vitamin B1 Vitamin B2 Vitamin B3 Vitamin B6

Pantoternska kiselina

Vitamin B12 Vitamin C

Vitamin A.Pruža svu potrebnu ishranu za oči, održava kožu svežom i vlažnom. Štiti spoljašnji sloj kože, i stvara sluzokožu po čitavom telu, koja ga čini otpornim na. bakterije i infekcije. Simptomi nedostatka vitamina A uključuju slabu kosu (opadanje kose, cepanje krajeva), grubu kožu, akne i umor očiju. Oni koji drže neku strogu dijetu rizikuju da se u njihovom organizmu pojavi nedostatak vitamina A; ali, unošenje prevelike količine vitamina A u organizam može dovesti do gojaznosti, dok su preterane doze toksične. Treba da obezbedite da svakoga dana unosite makar 0,2-0,3 mg.

Dobri izvori: Džigerica, ribije ulje, puter, sir, žumance od jajeta, jegulja, morski jež, spanać, šargarepe, morske alge, punomasno mleko, margarin ojačan vitaminima, kao i tamnozeleno, žuto i narandžasto povrće.

Vitamini grupe B. Pomažu da telo apsorbuje ishranu i poboljšavaju metabolizam. Simptomi nedostatka vitamina B uključuju umor, utrnulost, iritaciju, probleme u varenju.

Vitamin B pomaže da koža bude glatka, sprečava preterano lučenje lojnih žlezda, zateže kožu, oči i sluzokožu, uklanja umor, sprečava mašćenje kože i pojavu akni, i ima smirujući uticaj i na sistem za varenje i na um. Od vitalne je važnosti za metabolizu proteina, masti i karbohidrata. Oni koji često unose alkohol u organizam naročito treba da uzimaju dodatne vitamine grupe B radi metabolize karbohidrata. Konsultujte se sa svojim lekarom u pogledu doziranja ukoliko imate neki naročiti problem, ali bezbedna doza je oko 25 mg dnevno.

Dobri izvori: Kvasac, mleko, džigerica, jaja, paradajz, spanać, šunka, kobasice, jegulja, bakalar, živina, zeleno povrće, sveže ili sušene pečurke, grašak i pasulj, orasi i semenke, kao i integralne žitarice. (Braon pirinač je naročito dobar izvor vitamina grupe B.)

Vitamin C. Bitan je za stvaranje kolagena, proteina koji "cementira" ćelije jednu uz drugu. Vitamin C takođe pomaže pri apsorpciji ili zadržavanju drugih vitamina i gvožđa. Isto tako pomaže i u apsorpciji kalcijuma, što zauzvrat jača kosti, pomaže telu da se izbori protiv opekotina od sunca, i smanjuje pigmentaciju. Vitamin C podstiče aktivnost ženskih hormona, time pomažući telu da odoli bubuljicama i borama. Dobitnik Nobelove nagrade Dr Linus Pauling proveo je mnogo godina demonstrirajući efikasnost vitamina C u borbi protiv virusa gripa, kao i u vidu prirodnog katalizatora za proizvodnju interferona, koji štiti telo od raka.

Unošenje vitamina C u organizam treba da povećate ukoliko:

- pušite (dodajte još 500 mg/dan)

- ste izloženi napetosti, ili patite od nesanice (dodajte još 100 mg/dan)

- imate lošu cirkulaciju (dodajte još 500 mg/dan)

- ste izloženi produženom uticaju sunčevih zraka (dodajte još 500 mg/dan)

Dnevna doza od najmanje 250 mg se preporučuje svakome.

Dobri izvori: Južno voće, jagode, zelene paprike, spanać, brokoli i paradajz.

Vitamin E. Poboljšava cirkulaciju, smanjuje holesterol u krvi, sprečava visok krvni pritisak, pomaze u lečenju akni, usporava starenje, unapređuje metabolizam, sprečava hronična oboljenja i kontroliše proizvodnju lipid peroksida, koji izaziva bubuljice.

Redovna doza: 10 mg/dan; dok će 300 mg/dan pomoći da se oslobodite bubuljica.

Dobri izvori: Mahunasti plodovi, ulja iz povrća, žumance od jajeta, žito i pirinčane klice.

GIMNASTIKA ZA KOŽU: JAPANSKA MASAŽA

Mišićima lica potrebna je gimnastika isto koliko i telu. U oba slučaja, vežbanje usporava proces starenja. Što se tiče vašeg lica, masaža pomaže da se smanje bore, uklone bubuljice i naduvenost, i na taj način pomaže da izgledate mlađe. Naročito je korisna za one žene čije lice ima sklonost da se naduje, budući da masaža sprečava naslage masti da se ustale, time što "vežba" tkivo na licu.

Ali, potrebno je da se masira na ispravan način, inače ćete napraviti više štete nego koristi. Masirajte prema gore i prema spolja, uvek koristeći jake poteze prema gore i blage poteze prema dole. Vreme za masažu je kada se bore pojave u uglovima očiju i između obrva, kako bi se pomoglo u smanjivanju tih brazdi. Masirajte lice svake večeri, koristeći obilate količine neke kvalitetne kreme za masažu. Posle toga obrišite lice papirnatim ubrusom, pa ga dobro isperite.

CUBO I ŠIACU

Šiacu (pritisak prstima), ili tradicionalna japanska

masaža, deluje tako što se stimulišu cubo, ili tačke u telu koje regulišu protok energije. Uloga šiacu masaže je da ohrabri telo da samo sebe izleči, i ona se pokazala izuzetno efikasnom u lečenju oboljenja povezanih sa napetošću, kao i bolesti mišića i funkcionalnih poremećaja.

U Japanu, gde se može dobtti izvanredna usluga u ovoj oblasti, šiacu masaža se obavezno pruža mušterijama u berbernicama i salonima lepote. Jedna od stvari koje strancima najviše nedostaju kada se vrate kući posle dužeg boravka u Japanu je ta predivna masaža koja obično započinje od temena pošto se opere i osuši kosa, pa se zatim kreće oko slepoočnica, a čak uključuje i obradu vaših krutih mišića na ramenima i vratu. Ta masaža sama po sebi vredi barem isto toliko kolika je cena šišanja, ali se taj trošak nikada ne dodaje posebno.

Šiacu; masaža može biti naročito korisna u smanjivanju bora pre nego što se one prodube. Upotrebljavajte šiacu na svom licu kada je očišćeno od šminke, ali pre umivanja. Oblasti koje će imati naročito koristi su krugovi oko očiju, između obrva, čelo, oko usta i sa obe strane nosa.

Šiacu se može obavljati dok ležite u krevetu, naslanjate se na stolicu i gledate prema gore, ili ležite u kadi sa vratom oslonjenim na ivicu, Za te tehnike nisu potrebni krema ili ulje, a kada se jednom na njih budete navikli, biće vam potrebno samo po nekoliko minuta dnevno. Svako ko je stariji od 25 godina može imati koristi od ove masaže.

Oblast oko očiju. Postavite domale prste ispod obrva, pa blago pritiskajte dok ne izbrojite do tri. Pomerite prste malo dalje jedan od drugog, pa ponovo brojte dok ne izbrojite do tri. Ponavljajte ovo, pokrećući prste između očiju i obrva, sve dok ne dođete do slepoočnica.

"Bore mislioca". Ove bore nastaju usled napinjanja da se bolje vidi zbog lošeg vida, ili usled nabiranja obrva dok se razmišlja. Čim se te bore pojave, masirajte ih pomoću srednjeg i domalog prsta obe ruke, praveći kružne pokrete prema gore i prema spolja, uz jači pritisak prema gore, a blaži prema dole.

Oblast oko usta. Započnite odmah ispod nosa; koristeći srednji i domali prst obe ruke, masirajte prema spolja kružnim pokretima. Ponavljajte ovo, započinjući kod uglova između usana.

Maska od sojinog sira

Zapadnjaci su izumeli raznorazne vrste maštovitih recepata koristeći jednu japansku osnovnu namirnicu - sir od soje. Ali, čak i maii broj Japanaca zna da je sojin sir, kada se nanese na kožu, blagotvorni i jeftin način da se koža izgladi, da se smanje bore i eliminišu bubuljice. Komad od 130 grama ovog sira sadrži gotovo 9 grama proteina, kao i kalcijum, gvožđe, vitamine B1 i B2, nikotinsku kiselinu i biljno ulje. Sadržaj ulja i šećera u sojinom siru izvanredan je za kožu, a ono što je najbolje je to da ovaj sir nema nikakvog stimulativnog uticaja na kožu. Da biste sami kod kuće napravili pakovanje za lice, uzmite oko 30 grama sojinog sira, pa ga kombinujte bilo sa tri velike kašike pšeničnog brašna ili sa polovinom žumanceta i četiri velike kašike pšeničnog brašna, tako da dobijete odgovarajuću gustinu. Pšenično brašno čini pakovainje meklm, pomaže da se zalepi za . kožu, tako da se dobija blaga maska sa "umirujućim" uticajem na kožu. Žumance sadrži lecitin i vitamin A, i oba ova sastojka su dobra za eliminisanje bora.

Ova maska će se na licu osušiti za desetak minuta. Isperite je mlakom vodom. Bićete iznenađeni rezultatima!

Nega ruku i stopala

Ponekad viđamo žene koje su očigledno uložile mnogo truda u negu svojeg lica i kose, ali se njihove prave godine odaju po tome što su zanemarile negu svojih ruku. Briga o rukama i stopalima treba uvek da bude bitan element u vašem režimu lepote. Posle kupanja, nanesite losion za telo, utrljavajući ga masiranjem od noktiju prema zglobovima, i od prstiju na nogama prema bedrima (ne zaboravite da na laktove stavite bilo koju kremu!). Uvek nabavite dovoljno losiona za ruke, losiona za telo i hidrantne kreme, tako da koža nikada nema priliku da se osuši. Takođe se konsultujte sa nekim specijalistom za nokte. Profesionalac može da vas posavetuje, u zavisnosti od oblika vaših ruku, prstiju i noktiju, o tome kako da ih negujete na takav način da izgledaju što je moguće lepše. Raspitajte se i o zdravlju svojih noktiju. Ako se lako lome, to je znak nedostatka proteina.

Da li jedete - i varite - ispravno?

Nije nikakvo otkriće to da su dovoljno sna, pravilna ishrana i redovna stolica bitni za održavanje lepote. U stvari, zatvor je glavni uzrok oboljenja kože.

Da biste obezbedili da vaš sistem za varenje pravilno funkcioniše, potrebno je da:

- Vežbate, naročito trbušne i leđne mišiće.

- Unosite dovoljno vitamina A, B2 i minerala.

- Jedete povrće sa visokim sadržajem vlakana.

- Imate ustaljeni režim - jedete zdrav, dobro uravnotežen doručak, i posle toga se redovno praznite.

- Izbegavate napetost.

- Pijete puno vode.

- Pijete mleko ili sok od paradajza svako jutro.

- Masirate stomak kružnim pokretima dok ste u kadi.

Kako da postignete osećaj sitosti i da se obuzdate:

Odavno su dobro poznate mnogobrojne koristi od vlaknaste hrane u našoj ishrani.

Oni koji pokušavaju da izgube na težini treba da znaju da vlakna povećavaju zapreminu, dajući osećaj sitosti, kao i da se vlaknasta hrana duže žvaće, a da ne dodaje kalorije.

Ovakva hrana polako prodire u krvotok, pružajući staian protok energije za duže vremenske periode. Ona takođe pomaže da se zaštiti i pročisti sistem za varenje. Kada već govorimo o lepoti - ne smemo potcenjivati značaj redovnog pražnjenja organizma, u cilju ispravnog pročišćavanja tela i održavanja zdravog sistema za varenje, Ukoliko često patite od zatvora, konsultujte nekog lekara. Ako na svoju ruku koristite laksative, neka to budu neka blaga sredstva, tako da stimulišu umesto da preuzimaju ovu prirodnu telesnu funkciju.

Kako možete biti sigurni da jedete pravu hranu i da dobijate dovoljno vlakana?

Postoji jedan jednostavan i praktičan metod za to. Prijatelje treba savetovati da svakoga dana proveravaju svoju stolicu. Uobičajen odgovor je: "Ne pada mi na pamet", ali, u stvari, ovo je izvanredan način da pratite svoje zdravlje i svoje svakodnevno uopšteno stanje. Upravo iz tog razloga majke proveravaju stolicu svoje dece, kako bi se uverile da su dobro i da dobijaju ispravnu ishranu.

Pošto telo svari sastojke koji su mu potrebni iz hrane, ostatak se izlučuje u obliku otpadnih materija, i to je odličan barometar varenja. Oko 15 posto hrane koju pojedete pretvoriće se u otpadne materije koje organizam izlučuje.

Pa, šta bi onda trebalo da tražite? Ključno pitanje je da li je vaša stolica vodenasta i dovoljno lagana da bi plivala, ili je po zapremini mala i dovoljno teška da bi potonula.

Stolica koja pliva pokazuje da unosite dovoljno vlakana koja su rastvorljiva u vodi, a nalaze se u hrani kao što je voće, mahune i povrće. Vlakna nisu hranljiva materija, ali se za njih veruje da su korisna u sprečavanju bolesti kao što je rak debelog creva ili oboljenja vezanih za starost, kao i gojaznost među pripadnicima raznih plemena u Africi, gde nema prerađene hrane, već se ona jede u prirodnom obliku, zapaljenje slepog creva i divertikulitis gotovo da i ne postoje. Jedna od teorija je da vlakna ne samo da ubrzavaju proces varenja, već takođe rastvaraju toksine i izbacuju ih kroz digestivni trakt - na taj način smanjujući mogućnost pojave raka.

Ukoliko u vašoj ishrani ima malo namirnica bogatih vlaknima, vaša stolica če biti tvrda i teška. Ishrana u kojoj ima mnogo masti i malo namirnica bogatih vlaknima proizvešće tvrdu stolicu manje veličine; dok će rezultat hrane koja sadrži puno vlakana i malo ulja biti veće količine mekše stolice. (Napomena: Ako imate proliv, potrebno je da u organizam unosite rastvorljiva vlakna - koja se mogu naći u mnogim vrstama voća - jer ona upijaju vodu, pa će dovesti do stvrdnjavanja stolice.)

Japanska hrana sadrži male količine ulja, a velike količine vlakana, tako da su ove namirnice izvanredan izbor za uravnoteženu ishranu. Samo 300 grama povrća, u proseku, proizvodi 10 grama dijetalnih vlakana. Grašak, koji je primarni izvor ovog sastojka, sadrži 18,6 grama vlakana na 300 grama. Pokušajte da jedete po 10 grama graška svakoga dana i nećete imati problem sa varenjem.

MEDICINA ISHRANE

Saveti japanskog kuvara Kabasave:

Dobra ishrana-Loša ishrana

PEČURKE ŠIITAKE – jedan od najboljih predstavnika zdrave hrane

Kada se govori o medicini ishrane, na Zapadu se uvek striktno odredjuju prema pojedinim bolestima, kao što su šećerna bolest, bolesti bubrega, visoki krvni pritisak i druge.

Na Istoku, medjutim, kada je u pitanju medicina ishrane, razmišlja se prvenstveno o poboljšavanju celokupnog stanja organizma, a ne o odredjenoj bolesti.

Upravo istočnjačka medicina preporučuje za ishranu pečurke. Njihovim konzumiranjem poboljšava se stanje svih onih organa i delova tela koji imaju, kako se to u Aziji kaže, "otvore" (oči, uši, nos, usta, anus...). Japanci u ishrani često koriste šiitake, jer je priprema tih pečuraka laka, a savremena medicina otkrila je lekovita dejstva ovih pečuraka u odnosu na oboljenja od kojih uglavnom pate odrasle osobe.

SMANJENJE KOLIČINE SOLI U ISHRANI - RADI PREVENTIVE BOLESTI ARTERIJA

Da bi se smanjio rizik bolesti moždanog udara (šloga), preporučuje se konzumiranje umanjenih količina soli, čime se smanjuje mogućnost zgrušavanja krvi. Konzumacijom holesterola (masti) povećava se rizik obolevanja od ovakvih bolesti.

ISHRANA PIRINČEM LEČI TVRDU STOLICU

U Japanu je manji broj obolevanja od raka debelog creva, jer se, u odnosu na evro-američki način ishrane, konzumira hrana bogatija vlaknima (celulozom).

Jedan od glavnih uzroka raka debelog creva je dugo zadržavanje hrane u njemu. Upravo hrana koja u sebi sadrži vlakna ubrzava protok hrane i poboljšava rad creva. Vlakna upijaju tečnost, pa tako olakšavaju i ubrzavaju proces varenja.

Pirinač u sebi sadrži veliku količinu skroba. Kada nesvareni deo skroba stigne u debelo crevo, vrši funkciju istu koju imaju i vlakna. Integralni pirinač sadrži u sebi vrstu teško varljivog skroba, koji još bolje deluje na rad creva.

VITAMINI IZ DŽIGERICE SPREČAVAJU POGORŠAVANJE VIDA

Ako izaberemo pogodan način ishrane, možemo da usporimo pogoršavanje vida. Vitamin C i B2 imaju izuzetno pozitivno dejstvo na vid.

Džigerica sadrži veliku količinu gvoždja i vitamina B2. Pošto je vitamin B2 izuzetno otporan na visoku temperaturu i kiseline, on se prilikom spremanja hrane ne gubi. Ishrana sa puno vitamina C je takodje izuzetno efikasna u sprečavanju pogoršanja vida.

SUSAM ZA LEPU I ZDRAVU KOŽU

Susam u sebi sadrži vitamin E, koji poboljšava krvotok u potkožnom tkivu, čime kožu čini lepšom i glatkijom. Pored susama, za lepšu kožu se preporučuje da se sa jogurtom konzumira voće bogato vitaminom C. Time se usporava stvaranje bora i staračkih pega.

KVALITETNIJIM PROTEINIMA DO ZDRAVIH NOKTIJU

Za zdrave nokte, preporučuje se uzimanje hrane bogate kvalitetnim proteinima životinjskog porekla, kao što su jaja, meso i riba. Ako hoćeš da imaš zdrave nokte, pojedi ili jedno jaje dnevno, ili zalogaj ribe, ili 60 grama mesa.

JAČANJE ŽELUCA UZIMANJEM KROMPIRA I KUPUSA

Nepravilna ishrana i stres su direktni izazivači bolesti želuca.

Vitamin C, koji se nalazi u krompiru, ima zaštitno i lekovito dejstvo na želudac. Vitamin C, koji se nalazi u skrobu krompira, teško se razgradjuje na visokoj temperaturi. Kad se priprema krompir, preporučuje se njegovo kombinovanje sa kupusom. Kupus u sebi sadrži vitamine U ili K, koji regenerišu površinski sloj želuca. Ako se hrana ne spremi pravilno, može da uopšte nema efekta.

PEČURKE ŠIITAKE PROTIV PREHLADE

Glavni izazivači prehlade (90 %) su virusi, pa, da bi smo prehladu sprečili, treba povećati imunitet organizma.

Vitamin C je odlično sredstvo za sprečavanje i lečenje prehlade.

Šiitake je takodje veoma dobar za prehladu. Sadrži velike količine vitamina B1 i B2, koji su neophodni za lečenje prehlade. Spore šiitakea imaju antivirusnu funkciju.

KORA MANDARINE ZA POVEĆANJE APETITA

Kada imate umanjen apetit, dobro je uzeti osušenu koru mandarine, a ako je apetit manji zbog velikog zamora, potrebno je uzeti peršun.

SPANAĆ SA SUSAMOM ZA STABILAN PSIHIČKI ŽIVOT

Spanać je bogat karotenom, vitaminom C i kalcijumom.

Susam je takodje bogat kalcijumom.

Pored toga, što je gradivni element kostiju zuba, kalcijum utiče na krvni pritisak, koji je veoma važan za ljudski organizam.

Orasi imaju sličnu funkciju kao susam - sprečavaju nervni slom. Orah je teško varljiv i treba paziti prilikom njegovog uzimanja.

KALCIJUM I KALIJUM ZA ONE KOJI PATE OD VISOKOG KRVNOG PRITISKA

Svi oni koji imaju visoki krvni pritisak znaju da moraju uzimati manje soli, ali neophodno je konzumirati kalijum i kalcijum. Kalcijum, kao dobro poznati gradivni element kostiju, a kalijum kao stabilizator rada srca i mišića.

HRANA ZA DIJABETIČARE

Da bi se sprečila šećerna bolest, potrebno je uzimati velike količine namirnica koje u sebi sadrže vlakna. Naročito su pogodne brokule, spanać, jabuke i mandarine.

One povećavaju vreme varenja u želucu i time sprečavaju povećanje količine šećera u krvi. Važno je puno žvakati hranu, čime se sprečava naglo povećanja količine šećera posle obroka.

HOBOTNICA PROTIV SRČANIH OBOLENJA

Taurin, koji se nalazi u hobotnici, poboljšava rad jetre i ubrzava oporavak od umora. Taurin ima ulogu sprečavanja podizanja nivoa holesterola u krvi, ali ga ne smanjuje.

OBILNA DIJETALNA ISHRANA

Ako neko želi da drži dijetu, važno je da jede hranu koja nije masna i koja u sebi ima puno šećera. Treba, ustvari, jesti puno pirinča, hleba, krompira i dr. Šećer je veliki izvor energije.

SPANAĆ ZA POSTOPERACIONI OPORAVAK

Posle hirurškog zahvata, kada budete u stanju da se normalno hranite, uzimajte povrće zelene i žute boje (spanać, bundeva, blitva, paprika, šargarepa, peršun, mladi luk, kelj ...). Ovo povrće sadrži u sebi velike količine minerala i vitamina. Za brzi postoperativni oporavak naročito se preporučuje spanać.

HRANOM PROTIV RAKA

Beli luk poboljšava zdravlje u svakom smislu. Smatra se najboljim sredstvom prevencije protiv raka.

Kupus, takođe, koji sadrži vitamin U i C je dobar protiv raka, kao i brokula, karfiol i dr.

Alge koje sadrže beta karotin su takodje veoma dobre.

Šargarepa je takodje dobra za sprečavanje raka, čiji je uzrok pušenje (rak pluća, grla ...). Beta karotin koji se nalazi u šargarepi, ljudski organizam mnogo bolje prihvata kada je šargarepa ispržena ili kuvana, nego kada se jede živa.

Od voća se preporučuje dinja.

SALATA OD KRASTAVACA SE JEDE HLADNA

Krastavac ima sposobnost da uništi vitamin C u voću i povrću sa kojim se sprema, pa ga zato treba ohladiti i jesti sa prelivom koji ga oblaže i sprečava takvo njegovo dejstvo.

TROSTRUKO VIŠE VITAMINA C U ZELENOM ČAJU NEGO U LIMUNU

Kad se zeleni čaj skuva na temperaturi od 70 do 80 stepeni, smatra se da će organizam uzeti maksimalnu količinu vitamina C iz njega. Zeleni čaj je takodje pogodan za jačanje zidova krvnih sudova, za brži oporavak od umora i za bolje mokrenje, a ima i antibakterijsku funkciju.

ZAŠTO SU MED I MLEČ ZDRAVI

Med sadrži dosta minerala i vitamina. Sama njegova gradja je takva je da je lako svarljiv, pa je med tako dobar izvor energije. Med poboljšava krvnu sliku, pa su samim tim i krvni sudovi i unutrašnji organi zdraviji.

Matični mleč sadrži šećer, proteine, masti, vitamine i minerale, dvadeset dve vrste aminokiselina i osamdeset vrsta enzima. Otkriveno je da ima i hormone i antibiotike. On ima lekovito dejstvo u slučaju zatvora, proliva i malokrvnosti, ima efekat jačanja organizma i deluje smirujuće na nerve.

SKRIVENA ULOGA ZAČINA

Začini hrani daju ljut ukus, aromu i boju, što jelo čini ukusnijim, ali oni imaju i lekovita svojstva. Oni poboljšavaju varenje, imaju antibakterijsku funkciju, skidaju temperaturu, smanjuju bol i dr.

KORISTI OD ODBAČENIH DELOVA POVRĆA

Kad spremamo povrće, često u kantu za otpatke bacamo stabljike spanaća, koru krompira, listove rotkve i dr. Upravo ovi delovi bogati su vitaminima i mineralima.

Stabljika spanaća je bogata vitaminima – ona sadrži 20 puta veću količinu karotena.

List rotkve sadrži vitamin A, kojeg nema u samoj rotkvi, a bogat je i vitaminom C.

Tanak sloj ispod kore krompira je pun vitamina C.

POSEBNIM NAČINOM KUVANJA DO EFIKASNOG UZIMANJA VITAMINA

Prilikom pripremanja povrća za ishranu, mogu se, nepažljivim postupkom, izgubiti vitamini, pa je tome potrebno pridati svu moguću pažnju.

Kada kuvamo povrće, treba u vodu sipati kašičicu soli, čime smanjujemo vreme kuvanja povrća, a time i omogućujemo manji gubitak vitamina.

Druga tajna je da se krompir isprži zajedno sa korom. Ovo takodje smanjuje gubitak vitamina C.

TAJNA SNAGE I IZDRŽLJIVOSTI SAMURAJA

Zbog nedovoljnog vremena, samuraji su bili primorani da imaju samo dva obroka dnevno. Zato su oni jeli integralni pirinač, koji ima znatno više minerala, vitamina i energetskih vrednosti od običnog pirinča. Još jeedna tajna samurajske izdržljivosti leži u čestoj upotrebi struganog korena đumbira. Samuraji su ga bukvalno grizli pred bitku, da bi dobili energiju, ali vi ne morate da to činite. Nastružite malo korena đumbira, pomešajte sa medom i limunovim sokom i malo tople vode (ne vrele) – takva limunada je blagotvorna za nazebe i najbolji je način da se snaga nadoknadi u kratkom vremenskom roku.

KAKO JAPANCI IZBEGAVAJU DA SE PREJEDU

Japansku hranu karakterišu mala količina masti i holesterola, što se odnosi na ribu, razne namirnice od soje, povrće i drugo.

Japanska hrana se sastoji od pirinča, supe i tri glavna jela. Po običajnom pravilu Japana moraju se jesti naizmenično pirinač i jela. Ovakva ishrana omogućuje zdravu konzumaciju ugljenih hidrata, proteina i masti – tri glavna izvora energije.

ZAŠTO JE BUNDEVA ZDRAVA

Bundeva u sebi sadrži vitamin B1, vitamin C (jača imunitet), vitamin A (protiv raka). Sadrži kalcijum , koji ima ulogu odstranjivača natrijuma iz jetre, uzročnika visokog krvnog pritiska.

PET OSNOVNIH GRUPA HRANE

Sve vrste hranljivih materija imaju medjusobni uticaj i ostvaruju svoju ulogu u ishrani. Sve hranljive materije kategorišemo u 5 grupa.

• proteini
• masti

- šećer

- vitamini

- minerali

U skorije vreme uvodi se i nova šesta kategorija – hranljiva vlakna.

Sve ove materije su potrebne za zdrav život i potrebno je uzimati njihove optimalne količine. Zato je potrebno znati koja hrana sadrži koje vrste hranljivih materija.

- proteini – riba, meso, sojini proizvodi i dr.

- kalcijum – mleko, mlečni proizvodi i alge

- karoten – zeleno i žuto povrće(spanać, bundeva, blitva, paprika, šargarepa, peršun, mladi luk, kelj…)

- vitamin C – povrće sa "bledim bojama" i voće

- šećer – pirinač, hleb, rezanci (testa), šećer i dr.

- masti – masna hrana

GRADIVNI ELEMENT MESA I KRVI – PROTEIN

Funkcija tri najglavnijih izvora energije:

1. Protein ima izuzetno veliku hranljivu vrednost.

2. Masti – biljna mast je kvalitativno i količinski duplo efikasnija od životinjske masti (2:1). Mast je izvor energije. Životinjska mast je opasna za ljude sa visokim krvnim pritiskom i za one koji imaju obolele krvne sudove.

3. Biljna mast – ima suprotne efekte i mnogo je zdravija za organizam

4. Riblja mast je slična biljnoj i sadrži IPA i DHA. Povoljna je za one koji boluju od visokog krvnog pritiska i dr.

5. Šećer – Važna je ravnoteža izmedju unošenja i trošenja šećera. Šećer ima izuzetno veliku hranljivu vrednost i čest je izvor energije za ljudski organizam zbog njegove lakoće sagorevanja u odnosu na masti. Preveliko konzumiranje šećera je prečica ka gojenju.

ZNAČAJ VITAMINA

Vitamin A – Štiti kosu, koži i sluzokožu. Jača imunitet disajnih organa, sprečava slabljenje vida, ubrzava rast, ubrzava oporavak od bolesti i sprečava rak. Pažnja: ne uzimati prevelike doze.

Vitamin B1 – ubrzava rast, sprečava mučninu prilikom vožnje u saobraćaju, održava dobro pamćenje, održava pravilan rad srca i mišića, ubrzava oporavak od umora. Pažnja: pušači, oni koji vole da piju, da jedu slatkiše, sportisti i fizički radnici, treba da uzimaju veće količine ovog vitamina.

Vitamin B2 – Za zdravu kožu, kosu i nokte. Sprečava gojenje. Otklanja svrab i zamor očiju. Sprečava slabljenje vida. Pažnja: Ljudi sa povećanom količinom holesterola, dijabetičari i oni koji uzimaju hranu sa manjom količinom proteina treba da konzumiraju veće količine ovog vitamina.

Vitamin C – Sprečava prehladu, ubrzava zarašćivanje slomljenih kostiju, štiti kožu, i pomaže bolji prijem gvoždja u organizmu. Sprečava rak, smanjuje holesterol i ima protiv stresno dejstvo. Pažnja : Lako se razgradjuje kuvanjem. Pušači i ljudi sa stresom treba da uzimaju veću količinu.

Vitamin D – Pospešuje efekat fosfora i kalcijuma u organizmu. Sprečava karijes i bolesti kostiju. Pažnja:

organizam ovaj vitamin upija i preko ultraljubičastih zraka, tako da se ne mora oslanjati samo na ishranu.

Vitamin E – Sprečava starenje. Stabilizuje reproduktivne funkcije, sprečava povećanje krvnog pritiska, ubrzava oporavak od umora, sprečava opadanje kose i dr. Pažnja: Pušači i konzumenti alkohola treba da uzimaju veće količine.

Potrebne količine za jednu osobu:

• Energija – 2500 kilokalorija (kcal)

• Proteini – 70 grama

• Vitamin A – 20 001 U

• Vitamin B1 – 1.0 miligrama

• Vitamin B2 – 1,3 miligrama

• Vitamin C – 50 miligrama

• Vitamin D - 1001 U

• Vitamin E – 8 miligrama

Vitamini se isključivo uzimaju preko hrane. Treba izbegavati uzimanje sintetičkih vitamina. Paziti da se pri čuvanju i kuvanju hrane vitamini ne izgube.

JEGULJE PROTIV VRUĆINE

U Japanu su letnje vrućine često velike, a najefikasniji način za borbu protiv njih, osim lake odeće, lepeza i suncobrana, su jegulje na žaru. Čim leto dođe, a u Japanu temperature nekada umeju da celog leta budu nesnosne, počinju da se pale i roštilji na kojima se peku jegulje, jedna od najvećih poslastica japanske kuhinje.

Kao striktnim budistima, Japancima je meso vekovima bilo zabranjeno kao hrana, pa su otkrili da su jegulje najbolji izvor proteina, kalorija i vitamina koji može da postoji.

A, pošto Japanci misle da se organizam treba dobro „naoružati" za vrućine, kako bi toplotu lakše podneo, još vekovima ranije odlučili su da su jegulje na žaru najbolja letnja hrana.

Vitamini B1, B2, A, E, D, kalcijum, kalijum, gvožđe, cink, to su, osim izvanrednog ukusa, samo neki od sastojaka koji Japance teraju da leti stanu u red ispred restorana specijalizovanim za jegulje na žaru. Jegulje, osim toga, povoljno utiču na smanjenje holesterola, stabilizuju krvni pritisak i sprečavaju arteriosklerozu.

Pored jegulja, leti se mnogo jede somen, hladni veoma tanki rezanci od pšeničnog brašna u blagoj hladnoj supi. Uz njih najbolje ide mugića, hladni čaj od pšenice ili raži, ili hladni zeleni čaj. Od slatkiša vekovima je popularan koori azuki, mleveni led preliven masom od slatkog pasulja, ili nekim drugim slatkim ukusom.

Da ne govorimo da, pored hladnih bezalkoholnih napitaka, u automatima na ulici, uvek ima i izvanrednog hladnog i ukusnog japanskog piva.

Odeća preko leta je laka, naročito u večernjim časovima, kada se nosi tanki pamučni kimono, jukata , ili još lakša nacionalna odeća djinbei, kao laka pidžama, u kojoj se, naravno, šeta i ulicama.

Preko dana žene ovih godina češće nose crnu odeću, ali obavezno šešire i suncobrane.

Japanci od druge polovine 20. veka ne mogu bez erkondišna, pa ga imaju u svakoj sobi. Erkondišn ima i svaki japanski automobil, jer su oni tamo obavezna oprema. U poslednje vreme erkondišni u automobilima su toliko jaki, da devojke kada su u njima obavezno oblače za to uvek spremne džempere.

Japanska klasična arhitektura je, inače, vekovima mogla bez erkondišna. Mnogo prozora, tankih bambusovih zastora, ali i posebnih otvora u zidu iznad poda pravili su divnu promaju koja se u Japanu smatra blagotvornom, a nikako opasnom.

Japanci se protiv vrućine bore i zvukom, jer im zvončići sa visuljcima furin, koji zvone na vetru, daju utisak svežine, a, kažu, i kada ispod prozora zasade ladoleže, Japanci su verovali da ih i to osvežava.

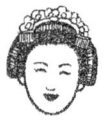

8. MEDICINA I ŽIVOT U JAPANU

U kineskim hronikama piše da je prvi kineski car poslao izaslanike da u istočnim morima, u Japanu, nađu travu koja bi mu obezbedila večan život. Zabeleženo je takođe da je jedan kineski vladar japanskom caru 414. godine uz druge poklone poslao i lekove, jer je car tada ležao bolestan.

Prvi pomeni domaćih načina lečenja u Japanu zapisani su u knjizi Kođiki, objavljenoj 712. godine, a posle toga, zajedno sa drugim plodovima kineske kulture, prva za Japan tada nova medicinska znanja počela su da stižu iz velikog kineskog carstva u vreme princa Kotokua.

Japanci su kinesku medicinu nazivali opštim imenom *kanpo*, što potiče od naziva kineske vladarske dinastije Han, u čije vreme su znanja iz Kine prenošena u Japan. Kanpo obuhvata i akupunkturu, akupresuru ili šiacu, različite vrste masaže i fizičkih tretmana, ali i lečenje medicinskim i prirodnim preparatima.

U početku su plodove kineske medicine koristili samo u uskim dvorskim krugovima, a u periodu Kamakura od 12. do 14. veka, kineska medicina postala je dostupna i širim slojevima stanovništva.

U periodu izolacije Japan od ostalog sveta, u doba šoguna Tokugava, među retkim uvoznim artiklima koje su u Japan donosili kineski i holandski brodovi, bili su i medicinski preparati i lekovi. Za vreme izolacije Japana razvijeno je više pravaca i škola medicine kanpo,a jedna farmaceutska knjiga iz 1733. godine navodi čak 1050 različitih lekova i meicinskih preparata.

Šogun Jošimune je oko 1720. godine popularisao gajenje lekovitih biljaka, a medicinska znanja su u Japan neprekidno nastavila da dolaze preko male holandske kolonije na ostrvu Dešima, kod Nagasakija. Japanski lekar Genpaku Sugita je 1774. godine objavio „Novu knjigu o anatomiji", a njegov sledbenik Gentaku Ocuki uspostavio je još čvršću uporednu vezu sa domaćim načinima lečenja i evropskom medicinom.

Pred sam izlazak Japana iz izolacije, 1849. godine uz pomoć preparata iz Evrope izvedena je prva vakcinacija protiv malih boginja, što je dovelo do velike popularnosti evropske medicine u Japanu.

U savremenom Japanu medicina je na vrlo visokom nivou razvoja, ali su istovremeno zakonom ne samo priznate neke vrste lečenja i preparata iz kineske medicine, nego su ona pokrivena i zdravstvenim osiguranjem. Pored najmodernije bolnice u japanskom gradu ćete naići na ordinaciju majstora alternativnih načina lečenja, kod kojih Japanci ponekad radije odlaze nego kod modernih lekara, a čak i lekari takozvane evropske medicine preporučiće vam neki alternativni lek ili metodu, kako bi se bolest efikasnije i lakše izlečila.

JAPANSKA KUĆA

Japanske kuće grade se od drveta. Vrata na kući ranije su bila pomična i otvarala se tako što se gurnu u stranu, a danas liče na vrata kuća u Evropi. Kada se otvore ulazna vrata, ulazi se u predsoblje, koje se naziva genkan. Predsoblje ima dva dela, niži, koji je u ravni sa pragom, i viši, za dvadesetak santimetara, koji je u nivou poda cele kuće. Kada se uđe u predsoblje, izuvaju se cipele i ostavljaju na nižem delu. Onda se, u čarapama, penje na viši deo, na kome gosta očekuju papuče.

Podovi japanskih kuća prekriveni su ramovima na kojima su razapete tanko pletene asure od pirinčane slame, koje se nazivaju tatami. Ramovi za tatami su standardne veličine 90 x 180 cm, tako da se i prostorije u japanskim kućama prilagođavaju tako da ramovi ispune svaku prostoriju od zida do zida. Tatami je izuzetno prijatna podloga, čvrsta, ali sa dozom elastičnosti, tako da se po njoj udobno hoda, na njoj sedi, ali i leži. Japanci spavaju na podu, po kome se prostru tanki dušeci koji se nazivaju futon.

Prozori na tradicionalnim japanskim kućama su pomični drveni ramovi, prekriveni tankim papirom, koji propušta dovoljno svetlosti preko dana. Vrata plakara u kućama su takođe pomična i od punog materijala, a u plakarima se čuva posteljina, odeća i druge neophodne stvari, jer su tradicionalne japanske kuće bile bez nameštaja.

Umesto kreveta i danas najveći broj Japanaca uveče po podu prostire tanak dušek (futon), na kome se udobno spava. Futon se lako iznosi da se provetri, lako stavlja i vadi iz plakara, a u japanskoj kući uvek ima rezervnih futona i posteljine za goste.

Najveća prostorija u japanskoj kući zove se oosecuma i to je ono što odgovara evropskoj dnevnoj sobi, ili sobi za primanje. U toj prostoriji u uglu se smešta tokonoma, ukrašeni deo kuće, neka vrsta kućnog oltara. U njoj se obično postavlja sveži cvetni aranžman, obesi neka kaligrafija ili slika.

Japanske kuće po pravilu nemaju centralno grejanje, pa, pored gasnih i električnih peći, koje se koriste u poslednje vreme, mnogi Japanci najviše vole da ih zagreje kotacu, grejalica ispod stola preko koga se prebacuje tanak prekrivač.

Kupatilo je jedna od najvažnijih prostorija u japanskoj kući. Japanci od vajkada higijeni pridaju veliku važnost, tako da su se i pripadnici najsiromašnijih slojeva trudili da se svakodnevno okupaju.

Japanci često gostu ponude da se okupa pre obeda, ili kada je tek stigao u kuću, ne da bi ga uvredili jer sumnjaju u njegovu higijenu, već zato jer smatraju da bi mu to godilo.

ALTERNATIVNA MEDICINA

Dvoje voditelja jedne od najpopularnijih televizijskih emisija, njihova mlada asistentkinja i troje gostiju iz sveta poznatih stajali su u studiju držeći metle sa dugačkim drškama zabačene na leđa i sa ozbiljnim izrazima lica slušali uputstva jednog od najvećih stručnjaka za alternativnu medicinu u Japanu.

Za to vreme, u uglu ekrana prikazivani su crteži čovečijih leđa i na njima označene akupunkturne tačke, koje su delovima drvene drške od metle učesnici emisije pokušavali da pritisnu.

U toku je bila emisija "Vruće jutro", jedan od najgledanijih programa japanske nacionalne televizije NHK, koja se emituje izmedju 8.45 i 9.15 ujutro i svakodnevno drži ispred ekrana bar 10 miliona domaćica. Metla, uobičajena alatka i u japanskim kućama, služila je da se pritiskanjem na akupunkturne tačke na sopstvenim ledjima gledaoci nauče da ublaže ili otklone neki zdravstveni problem.

Jednostavnom metodom, uz pomoć sopstvene šake, određivalo se mesto levo i desno od kičme, ne mnogo iznad bedara, na koje bi pritiskom drške od metle delovalo nekoliko učesnika programa u studiju, ali i veliki broj domaćica širom Japana. Stručnjak za alternativnu medicinu veoma ozbiljno je objašnjavao kako će se samo tim jednostavnim pritiscima otkloniti zdravstveni problemi na jetri, debelom crevu, bešici i nekim drugim organima – a za sve ovo nije bilo potrebno nikakvo specijalno predznanje.

Program je trajao tačno pola časa, a osim razgovora i demonstracije metoda za lečenje u studiju, specijalni reporteri bili su poslati na teren, da izveštavaju iz nekoliko ordinacija i salona za alternativnu medicinu, koji upotrebljavaju slične metode, razgovarali su sa lekarima u bolnicama, u kojima se praktikuje klasična (u Japanu nazvana EVROPSKA) medicina, ali i sa ljudima na ulicama, koji su govorili o tegobama koje najčešće imaju. Poznate ličnosti, kao gosti u studiju, poslužile su dobro da razgovor o metodama alternativne medicine izgleda još uverljiviji.

Nacionalna televizija NHK jedna je od najmoćnijih medijskih imperija u Japanu i svetu. Pored redovnog emituje i izvanredan obrazovni program, a emisija o kojoj govorimo bila je tipična za stav koji u Japanu imaju prema alternativnoj medicini. Televizija NHK proizvodi i emituje mnoge programe iz oblasti klasične medicine, koji se prodaju i široko preuzimaju u inostranstvu, ali, pored toga, proizvodi programe i o drugim metodima lečenja. Alternativne metode lečenja u Japanu ne samo da nisu tabu, niti se smatraju manje vrednim od metoda klasične medicine, već im se u svakodnevnom životu i u medijima daje veoma važno mesto, jer se smatra da doprinose zdravlju nacije. O alternativnoj medicini u Japanu se govori sa uvažavanjem, kao što se u toj zemlji odnosi prema svim plodovima duge kulturne tradicije.

Japanci su sigurno jedna od najzdravijih nacija, što dokazuje i njihova dugovečnost, u čemu su inače svetski rekorderi. Uprkos dugom radnom vremenu, radnim navikama i organizaciji posla koji ne daju vremena za opuštanje i predah, ova nacija ne samo da procentualno najduže živi na svetu, nego ima i najviše stogodišnjaka. To može najviše da zahvali svom načinu ishrane, velikoj naklonosti ka fizičkim vežbama i rekreaciji, ali i načinu razmišljanja, stavu prema životu i tradiciji, koji je sigurno jedinstven u svetu. Jedan od razloga zbog koga je ova nacija dugovečnija i zdravija od drugih je i stav prema alternativnoj medicini, od koje se u Japanu ne pravi fetiš, ali nikako se ni ne negira, niti etiketira kao nadrilekarstvo. Alternativna medicina je za Japance svakodnevnica, skup metoda koje im služe da im život bude prijatniji i lakši.

AKUPUNKTURA I ŠIACU

Načini lečenja starih kultura, Egipćana, starih Inka, poznati su nam samo delimično, jer su mnogi podaci o tim civilizacijama uništeni. Ali, za razliku od njih, pet hiljada godina stara kineska kultura poznata je u svim njenim domenima, zbog rane pismenosti i stalnog kontinuiteta države na prostorima koje i danas Kina zauzima. Koncept stare kineske medicine duboko je povezan sa filozofijom Tao i pojmovima Jin i Jang, koji demonstriraju saznanje da su sve stvari na svetu, pa i čovek i njegov organizam, u konstantnoj interakciji – u beskrajnoj i nedeljivoj vezi.

Jin predstavlja negativnu energiju, pasivnost i ženski pol, a Jang pozitivnu energiju, aktivnost i muški pol. Kad se ta dva principa spoje u jednu celinu, onda nastaje harmonija svugde, pa i u čovekovom telu. Tada je čovek mentalno i fizički zdrav. Po toj teoriji kad telom vlada višak Janga, telo se previše zagreva, njegova temperatura raste, što je manifestacija bolesti.

Kinezi su poznavali anatomiju čoveka u tančine nekoliko hiljada godina unazad, nešto što je u Evropi bilo nezamislivo. Evropljani su čovekovo telo počeli da stidljivo upoznaju tek u kasnom Srednjem veku. Kineski naučnici ispisivali su svoja iskustva, pa su njihova naučna dela još pre mnogo vekova definisala neke zakonitosti ljudskog organizma, koja su nama postala poznata tek u moderno doba. Saznanje o cirkulaciji krvi u ljudskom organizmu su Kinezi izneli u jednoj knjizi o internoj medicini još u 3. veku pre naše ere.

Jedna od napoznatijih kineskih medicinskih metoda je akupunktura, delovanje tankim iglama na odredjene tačke u čovekovom telu, kako bi se izlečile pojedine bolesti ili predupredila odredjena obolenja. Akupunktura je, prema nekim saznanjima, stara najmanje tri hiljade godina i temelji se na konceptu prema kome kroz telo prolazi 14 kanala ili meridijana, sa 365 tačaka preko kojih se kanali manifestuju na površini kože. Životna energija, koja se u Kini naziva ĆI (a u Japanu KI), protiče kroz kanale ili meridijane, a stimulacijom tačaka omogućava se brži ili sporiji protok ove energije.

Prema akupunkturi je u Evropi i Americi bilo mnogo odbojnosti, čak i osuđivanja onih koji su pokušavali da je koriste u lečenju, mada je ovaj metod pokazivao izvanredne rezultate. Osuđivana je kao nadrilekarstvo, ali je malo po malo prokrčila svoj put, pa se sada ravnopravno koristi kao metod lečenja u mnogim vodećim bolnicama sveta. Osamdesetih godina 20. veka u pariskoj bolnici Neker dvoje lekara dokazali su postojanje meridijana u čovekovom telu, tako što su na jednoj od akupunkturnih tačaka ubrizgali u telo radioaktivnu materiju tehnicijum, veoma razredjenu i u maloj količini, tako da ne bude opasna po pacijenta, a onda su, posebnim aparatima za snimanje gama zraka, pratili tok ove materije kroz telo sve do stopala. Put tehnicijuma poklapao se u milimetar sa jednim od 14 meridijana, koje su Kinezi definisali hiljadama godina pre toga.

U Japanu je u 18. veku, kombinacijama nekih vrsta masaže i akupunkture, definisana veština šiacu, koja se drugim rečima naziva i akupresura. Šiacu koristi isti sistem meridijana i 365 tačaka, kao i akupunktura, samo što se tačke ne stimulišu iglama, već pritiskaju prstima. Šiacu baš to i znači, jer ta reč je sastavljena od dva ideograma, jednog koji označava reč prst i drugog koji znači pritiskati.

Akupunkturne tačke nalaze se po celom telu, ali se njihova najveća koncentracija nalazi na stopalima i dlanovima, što potvrđuje teorije sa Zapada da se kanali ili meridijani ustvari protežu putevima na kojima su koncentrisani snopovi nerava. Tako se stimulisanjem nervnih završetaka na dlanovima i tabanima, deluje na pojedine organe. Neki poznavaoci tvrde da se najbolji rezultati na dlanovima i tabanima postižu i zato što se najveći broj krvnih sudova proteže do ovih perifernih delova čovečijeg tela, pa se njihovim stimulisanjem ubrzava cirkulacija u celom organizmu.

Šiacu je u Japanu toliko odomaćen da ga možete sresti na svakom koraku. U vozu gradske železnice, u restoranu, na radnom mestu, možete da vidite Japance kako sami sebi masiraju pojedine tačke na šakama, a, ako u Tokiju nekome kažete da vas boli glava, zub ili nešto slično, niko vam neće ponuditi aspirin niti drugi lek, već će vam ili izmasirati odredjenu tačku na šakama ili tabanima, ili vam pokazati kako da to sami učinite.

Nije čudno i ako neko u vozu, za stolom u restoranu ili za radnim stolom, izuje cipele i, dok nešto drugo radi, istovremeno prstima na nozi izvodi čitavu malu gimnastiku, pritiskajući ih ili trljajući o pod, o nogu od stola, ili bilo šta na tvrdoj podlozi. Neko ide i dalje, pa podvije stopala pod sebe i , masirajući jednom rukom prste i pojedina područja na njima, nastavlja ono što je i dotle činio, ne obazirući se na okolinu.

U specijalizovanim japanskim prodavnicama, nekim vrstama drogerija, možete da kupite čarape sa označenim zonama na tabanima i dlanovima koje treba masirati kako bi se delovalo na pojedini organ u telu. Tako, bez ikakvih prethodnih znanja, kurseva i školovanja, možete sami sebi da pomognete i to efikasno – u najvećem broju slučajeva. Nekada su područja pojedinih organa na tabanima i dlanovima na tim crtežima samo označena brojevima, ili drugačijom bojom, a ima i onih na kojima su slikovito prikazani organi, pa, kad masirate područje na tabanu na kome je naslikan želudac, vi delujete na svoj želudac i pomažete mu da bude u boljem stanju.

Naravno, u svim većim japanskim gradovima vrlo lako ćete naći stručnjake za šiacu, koji tretmanima znalački mogu da deluju na vaše zdravstveno stanje. Reklame za majstore šiacua možete videti oko svake veće stanice gradske železnice, koje su svojevrsni gradski centri, pa vam samo ostaje da se odlučite kod koga ćete otići. U Japanu postoji i »Asocijacija za šiacu«, koja okuplja znalce ove metode, postoje škole za šiacu, koje vode priznati i iskusni majstori.

Majstori za šiacu u stanju su ne samo da vam pomognu masiranjem i pritiskom pojedinih područja na telu, nego da izvrše i veoma tačnu dijagnozu stanja u vašem organizmu. Tretman često i počinje pregledom, koji se vrši laganim prelaženjem prstiju preko pojedinih delova tabana, a stručnjak za šiacu iz vašeg stopala ili dlana čita dijagnozu kao da mu je tu ispisana nekim za druge ljude nevidljivim znacima. Sposobnost lečenja zavisi i od intenziteta bioenergije koju poseduje majstor za šiacu i od smera masiranja, koji se razlikuju u pojedinim školama šiacua.

REFLEKSOLOGIJA

Šiacu u Japanu je živ i stalno se razvija. Na njemu se temelji i mnogo usluga koje su neophodne u ovoj savremenoj razvijenoj zemlji, u kojoj ljudi mnogo rade i još više su pod stresom. Priča koja sledi možda je najinteresantnija od svih.

Jer, kad neko u zemlji tako duge tradicije alternativnog lečenja izmisli potpuno novu vrstu delatnosti, razvije je za kratko vreme i učini profitabilnom, postane tražen i nezamenljiv, otvori školu i postane njen direktor, i sve to u 26. godini, on samo može da se nazove genijem biznisa. Jedan od takvih novih biznisa u Japanu, zemlji koju je zahvatila recesija i preti joj avet nezaposlenosti, stvorila je mlada Maki Fuđita (26), do 2000. godine potpuno nepoznata, a sada jedna od ličnosti koja je u centru pažnje i poslovnih ljudi i medija. Ona je neprikosnovena u onome što radi, ne samo da ostvaruje odlične profite, već je i primer koji treba da stvori optimizam, kod prilično u pesimizam zapalih japanskih poslovnih ljudi.

Majka Maki Fuđita bila je nastavnica u školi za bolničare i terapeute, a ćerka joj je želela da završi majčinu školu i nastavi njenim putem. »Ne, ovde će ti biti samo dosadno, dosadno je i meni samoj. Ništa se novo ne dešava, pa je i nama samima jednolično, a kamoli našim pacijentima«, rekla je odlučno njena majka, ». Ti si mlada, treba prvo da prođeš sveta i onda odlučiš šta ćeš da radiš u životu«.

Maki je otputovala u London, pomagala malo u ordinacijama za šiacu i orijentalnu masažu, jer ju je u tome majka obučavala, ali je shvatila da je naišla na pravi trag tek kada se prijavila na kurs iz refleksologije. U Londonu postoje koledži na kojima se izučava ova oblast medicinske terapije, u kojoj se putem takozvanih refleksnih zona na koži deluje na pojedine organe, a najčešće se to vrši masažom tabana i dlanova, u kojima su refleksne zone i najizraženije. Ova terapija deluje slično japanskom šiacuu, pa ju je Maki Fuđita lako prihvatila i shvatila sve njene dobre strane.

Kad se, posle obilaska sličnih škola u Norveškoj i SAD, vratila u Japan, obišla je salone za akupresuru, za klasičnu i orijentalnu masažu, i shvatila zašto u poslednje vreme ti saloni imaju relativno malo pacijenata. Masaža se radila u malim, često zamračenim salonima, pacijenti su se svlačili do gole kože, bili mazani eteričnim uljima, pa bi posle tretmana ili morali da se okupaju, ili da se vrate kući. Čak im je i put do stana gradskim prevozom stvarao prilične neprijatnosti.

»Odlučila sam,« rekla je Maki Fuđita majci, » ja ću stvoriti masažu specijalno za biznismene, na principu refleksologije. Efekat će biti isti kao da se radi masaža celog tela, ali ambijent će biti prijatniji, a posle tretmana moći će da se vrate na posao, odu na poslovnu večeru, bilo gde. Ali, uz prilično blagu refleksologiju, primeniću i efektniji japanski šiacu«.

Prvi salon, sa engleskim nazivom »Kvinsvej«, Maki Fuđita otvorila jer u srcu Tokija, blizu najvećeg trgovačkog i poslovnog centra Ginza. U velikom prostranom svetlom salonu postavljene su jedna do druge velike fotelje, slične onima u odelenjima prve klase u prekookeanskim avionima, koje mogu da se spuštaju u ležeći položaj. U prostranoj čekaonici pacijenta dočekuju prijatne mlade devojke, sve u belim uniformama sa narandžastim okovratnicima, odvode ga do naslonjače, skidaju mu samo cipele i čarape i noge mu potapaju u specijalne plastične kadice, u kojima je topla voda sa eteričnim uljima.

Posle omekšavanja kože u prijatnoj toploj vodi, opuštanja i relaksacije, koje donosi to parenje nogu, devojka-terapeut počinje masažu stopala, koja može da traje od 25, 50, 75, do 90 minuta. Tretmani, zavisno od dužine i načina primene, imaju i nazive, od kojih oni najduži i najskuplji odražavaju njihovu specifičnost: VIP, GRAN PRI, KLEOPATRA, itd. Za vreme tretmana pacijent drema, pokriven u poluležećem položaju, uz eventualni tihi razgovor sa terapeutom.

Posle pet godina od otvaranja prvog salona, Maki Fuđita je osnivač Japanskog udruženja refleksologa, direktor prve japanske škole za refleksologiju, i vlasnik čak 45 salona, svih u veoma prometnim delovima Tokija. Posetioci njenih salona su uglavnom zaposlene žene, ali ima i mnogo muškaraca, koje, osim prijatnog tretmana, privlače i terapeutkinje, sve birane lepotice. Koje, naravno, mogu samo da gledaju.

Na tretmane kod Maki Fuđita se ide bukvalno u pauzi za ručak (najpopularniji su najkraći i najjevtiniji tretmani od 25 minuta, koji koštaju oko 20 dolara), posle posla, pre odlaska na poslovnu večeru ili izlazak sa kolegama. Ona japanskim poslovnim ljudima i ženama pruža neophodnu relaksaciju, u prijatnoj atmosferi, za kratko vreme i za relativno malo novca. Kao restorani brze hrane, saloni za refleksologiju Maki Fudjita su postali neophodna potreba, ali oni su i u trendu, kao i njihova vlasnica, koja je trenutno jedna od najpoznatijih ličnosti u Japanu.

SRCE VOLI RADOST

Ako ikada boravite u Japanu, nemojte da se raspravljate kada kupujete servise za jelo, čaj ili bilo šta drugo, jer će vam uvek jedan komad nedostajati. U toj zemlji, a i širom Azije, naime, najčešće se prodaju servisi i kompleti od pet komada, jer, kako stanovnici tog kontinenta smatraju, broj pet odražava ravnotežu pet osnovnih elemenata koji postoje u prirodi. Ti elementi su voda, drvo, vatra, metal i zemlja, koji su osnova cele prirode, a čiji odnosi održavaju i glavne odnose u prirodi.

Azijski narodi primenjivali su ovu teoriju u mnogim sferama života i veoma širokom spektru delatnosti, a u svetu je ona postala najpoznatija u oblasti astrologije.

Petelemenata, medjutim, mogu da se primene i na mnoge druge oblasti života, a kućice su raspoređene i označene redom koji smo prikazali na početku knjige, jer voda donosi dobro drvetu (zaliva ga), drvo donosi dobro vatri (podstiče je), vatra donosi dobro zemlji (đubri je pepelom), zemlja donosi dobro metalima (čuva ih u svojim nedrima), a metal donosi dobro vodi, jer metali pročišćavaju vodu.

Teorija o pet elemenata nastala je u Kini pre više hiljada godina, a prvi put je izložena u knjizi "Nei Čing", zbirci tekstova o drevnoj medicini, završenoj u potpunosti 400 godina pre naše ere. Kao što je sve pod nebesima formirano u skladu pet elemenata, tako su i godišnja doba, strane sveta i vremenske prilike, ali i čovekovi organi poredjani po tom redu.

U kućici u krugu elemenata, u kojoj se nalazi DRVO, smešteni su PROLEĆE, ISTOK i VETAR, u onoj u kojoj je VATRA su LETO, JUG i VRUĆINE, u onoj u kojoj je METAL su JESEN, ZAPAD i SUŠA, u onoj u kojoj je VODA su ZIMA, SEVER i HLADNOĆA. U petoj kućici, u kojoj se nalazi ZEMLJA, je DOJO, japanski izraz za period koji se nalazi tačno na polovini godišnjih doba.

DOJO se ustvari dešava četiri puta u godini, a pored njega je i CENTAR, strana sveta koju koriste samo Azijati. Centar kao centar svih dogadjanja, kao središnji deo kuće, kao centar vasione... Dojo traje samo oko dve nedelje, a u proleće i jesen pada u vreme ravnodnevnice. Dojo u sebi sadrži snage i Jina i Janga, a kombinuje osobine dva godišnja doba na čijim se granicama nalazi i koje na neki način spaja.

Kao što je sve u vasioni poredjano u sistemu pet elemenata, oni su tako povezani i sa organima u čovekovom telu. U kućici u kojoj je DRVO je JETRA, sa VATROM je SRCE, sa ZEMLJOM je SLEZINA, sa METALOM su PLUĆA i sa VODOM su BUBREZI. Ovaj poredak u organima odražava i njihove prave odnose u našem telu, tvrde drevni Kinezi i Japanci.

Srce jača slezinu, pluća jačaju bubrege, bubrezi jačaju jetru, a jetra jača srce. Poznavaoci to objašnjavaju tako što, ako jedan od organa u nizu ojača, on time doprinosi jačanju i organa koji je prvi u redu iza njega. Potpuno je drugačije sa organima koji nisu u susednim kućicama, nego se nalaze na drugim krajevima Kruga elemenata.

Tako, suviše jaki bubrezi oslabljuju srce, suviše jaka slezina oslabljuje bubrege, suviše jaka pluća oslabljuju jetru, a suviše jaka jetra oslabljuje slezinu. Ovakav odnos, kažu,– kada je u pitanju slabljenje - .važi samo za dva organa. Tako, ako jedan organ svojim uticajem oslabi drugi (jetra oslabi srce, naprimer), to se neće odmah odraziti i na druge organe. Sa ovim organima, vezanim za osnovne elemente, vezani su i drugi organi u telu, pa je tako, naprimer, sa slezinom povezan pankreas, a sa pankreasom je povezan želudac.

U krugu pet elemenata našla su se i ljudska osećanja, jer su osećanja, kako misle Azijati, direktno povezana sa pojedinim organima. A uz osećanja idu i načini njihovog izražavanja. Tako, uz SRCE je u istoj kućici i RADOST i SMEH, uz SLEZINU su SIMPATIJA i SAMILOST, ali i PEVANJE, uz PLUĆA ide TUGA, ali i PLAČ, uz BUBREGE je STRAH i uz njega JECAJ, a uz JETRU ide LJUTNJA, a uz nju VIKA ili KRIK.

I među osećanjima, kao i u drugim prilikama, vlada velika povezanost, koju će čitaoci, kada malo bolje razmisle, vrlo lako protumačiti i shvatiti. Prevelika radost nije dobra za srce, ali smeh godi srcu. Isto tako strah suzbija radost, kao što bubrezi loše utiču na srce. To je možda i najjasniji primer koji dokazuje povezanost osećanja i organa.

U stara vremena u Aziji je dijagnoza lako mogla da se postavi i na osnovu osećanja, bez ikakvih lekarskih pomagala ili instrumenata. Glasan smeh označava čoveka sa jakim srcem, tvrde Japanci. Proverite u svom pamćenju da li ste ikada videli čoveka slabog telesnog sastava, čoveka koji verovatno ima slabo srce, kako se glasno i "od srca" smeje. Smeh označava snagu tela i jaku životnu energiju, a životna energija nalazi se u srcu, glavnom motoru u našem telu.

Sve u prirodi ima svoj poredak, pa i svoj ritam. "Kaži mi kakve je boje nečije lice i reći ću ti od čega boluje", piše u jednoj staroj japanskoj knjizi. Crvenilo u licu = problemi sa srcem, požutelo lice = obolela slezina, izrazito bledilo = slaba pluća, tamno (crno, mrko) lice = problemi sa bubrezima, pozelenelo lice = obolela jetra. Kao što je sve složeno u poretku unutar Kruga elemenata, tako su i boje, a na osnovu njih se shvata i kakvo je stanje organizma i njegovih delova – pojedinih organa.

SLATKO SMETA BUBREZIMA

Japanci veruju da su i pojedine dužnosti u kući vezane za teoriju Pet elemenata, ali da su vezane i sa godišnjim dobima. Kada dođe kasna jesen, kao što je kod nas sada, ne treba čistiti stari bunar, niti kopati novi, jer će to doneti neprilike i nesreću. U zimu, opet, ne radite ništa u bašti, niti na njivi. Ali zima je kao stvorena za sređivanje pojedinih prostorija u kući, posebno onih u kojima držimo hranu (kuhinja, špajz, podrum). Kada dođe proleće, prostorije u kući sa hranom ne treba dirati, ali treba sređivati sve oko kuće, uključujući i kopanje bunara, ili čišćenje starog. Ali, kada dođe leto, ne dirajte bunar, niti radite bilo šta oko vodovoda u kući, kažu Japanci.

Kao što su uz elemente povezani organi i osećanja, tako su povezani i pojedini ukusi, pa se teorijaPet elemenata koristi i u kulinarstvu zemalja Azije. DRVO je povezano sa KISELIM ukusom, VATRA sa GORČINOM, ZEMLJA sa SLATKIM, METAL sa LJUTIM i VODA sa SLANIM. Ukusi pojedinih namirnica i jela imaju uticaj na organe, pa tako i na opšte zdravlje organizma, a teorija o Pet elemenata i ovde nudi detaljno objašnjenje.

Gorčina ima moć isušivanja i jačanja, pa je to ukus koji želimo u leto. Ljutinu najviše želimo u jesen, kad lišće opada. Slani ukus ima moć omekšavanja vode i želimo ga u zimu. Kiseli ukus, koji ima moć skupljanja (okupljanja) želimo u proleće. Slatki ukus želimo u bilo koje doba godine, pa se on vezuje za centar. Ukus slatkog ima moć unošenja harmonije u ljudsku sredinu, moć usporavanja, smirivanja, a za ukus slatkog vezan je DOJO, period izmedju godišnjih doba.

Isto kao i sa osećanjima, ukusi su povezani sa pojedinim organima. Pogledajte sami Krug elemenata i videćete kakve zakonitosti povezuju ukuse sa organima u čovečijem telu. Suviše slatkog u hrani ugrožava bubrege, suviše ljutog preti jetri, gorko je opasno po slezinu i želudac, a suviše soli ugrožava srce. Ali, uticaj pojedinog ukusa na odredjeni organ može da se smanji korišćenjem drugog ukusa, koji ga potire ili smanjuje njegovo dejstvo. Osećaj gorkog smanjuje se solju, kiselost se smanjuje ljutinom, a slatko kiselim, itd.

Svaki elemenat u prirodi ima i boju koja je vezana za njega. VATRA se, naravno, uvek povezuje sa CRVENIM, ZEMLJA sa ŽUTIM, METAL sa BELIM, VODA sa CRNIM, a DRVO sa ZELENIM i PLAVIM (Japanci ponekad za zelenu i plavu boju upotrebljavaju istu reč. U stara vremena u Aziji se smatralo da su plavo i zeleno samo nijanse jedne iste boje, pa ima i danas mnogo ljudi koji tako misle).

Boje se u Japanu ne koriste samo kod kombinovanja boja pri oblačenju, čime neki ljudi često ističu ili pokazuju svoj karakter ili osećanja, već ih stručnjaci za alternativnu medicinu, kao što smo rekli, koriste i prilikom postavljanja dijagnoza. Ali, odnosi elemenata pored dijagnoze odmah daju i način lečenja pojedine bolesti. Potamnelo lice neke osobe, naročito ako joj se to dešava u zimu, govori da ima problema sa bubrezima, pa ona odmah treba da se dobro utopli. Pozelenelo lice, naročito u proleće, označava probleme sa jetrom, pa ta osoba treba da se što bolje preznoji, kako bi sebi olakšala.

Načini dijagnoze u alternativnoj medicini u Japanu podeljeni su na četiri metoda. BOŠIN je dijagnoza opservacijom – posmatranjem. U njoj se prvo posmatra lice pacijenta, ali razgledaju i drugi delovi tela. BUNŠIN je način otkrivanja poremećaja i bolesti putem slušanja i mirisanja. MONŠIN je dijagnoza koja uključuje razgovor sa pacijentom, postavljanje različitih pitanja o stanju njegovog organizma, o njegovim tegobama, stanju i odnosima u porodici, vrsti posla i situaciji na radnom mestu... SECUŠIN je način konstatovanja bolesti na osnovu dodira, što znači opipavanjem pulsa, dodirivanjem akupunkturnih tačaka i slično.

Ideal svakog stručnjaka za alternativnu medicinu bio je da dijagnozu postavi samo na osnovu osmatranja (BOŠIN), jer, kako se misli u Aziji, oko je najrazvijeniji organ čovekovog organizma. Metod opservacije toliko je univerzalan, da ga je, posle mnogo godina učenja, lako primeniti i kod beba (koje ne mogu da izraze ono što osećaju), ali i kod ljudi koji su u takvom fizičkom i opštem zdravstvenom stanju da ne mogu da kažu šta ih muči.

Dobar lekar alternativne medicine, kao neki starinski Šerlok Holms, može da na osnovu mnogih pokazatelja shvati stanje pacijenta, kao i uzroke koji su do njega doveli, jer se u orijentalnoj medicini težište nije nikada stavljalo na izlečenje bolesti nego na otklanjanje uzroka koji do nje dovode. Na osnovu upadljivih podočnjaka, više ili manje izraženih nekih crta lica, dobar stručnjak može da shvati stanje u kome se pacijent nalazi i da otkloni uzroke takvog stanja.

Jake horizontalne linije na čelu označavaju previše izraženi Jin, jake vertikalne linije na čelu znače da taj čovek svakodnevno konzumira previše hrane. Jako urezane vertikalne crte izmedju obrva govore o temperamentnoj osobi, ali i o lošoj jetri. Duboki podočnjaci, odmah ispod oka govore o prevelikom uzimanju tečnosti i problemima sa bubrezima, a podočnjaci koji su više spušteni o previše hrane i lošem stanju unutrašnjih organa. Jake vertikalne bore ispod nosa govore o problemima muškaraca sa polnim organima, a kod žena sa jajnicima, dok su horizontalne bore ispod nosa oznaka konzumiranja previše jaja i govore o problemima sa srcem. Jako udubljenje na sredini brade označava previše izraženi Jang.

Kad tako postavite dijagnozu, put do izlečenja više nije dug. Treba se samo dobro podsetiti svega što ste naučili i do izlečenja je samo nekoliko koraka.

JEDNA LIČNA PORUKA

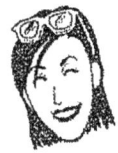

Stranci su proveli dugi niz godina pokušavajući da podignu veo sa misterija japanskog menadžmenta i da savladaju tehnike japanskog biznisa. Ali, Zapad tek treba da prouči postupke za sticanje i održavanje zdravlja i lepote, koji su pomogli Japancima da budu među najdugovečnijim ljudima na svetu (a takođe i onima čiji je izgled u najvećoj meri mladalački). Možda je vreme da se to učini.

Saveti koji su vam ponuđeni na stranicama ove knjige nisu samo rezultat iskustva više lekara u konsultacijama održanim sa hiljadama pacijenata zainteresovanih za negu kože, već isto tako potiču i sa stranica života. Njihovi saveti svode se na to da su usvajanje pozitivnog stava, održavanje stalne aktivnosti i dobro vođenje brige o sebi neophodni elementi za borbu protiv svakodnevnice.

Da li to znači da Japan ima sve odgovore u pogledu sticanja i održavanja zdravlja i lepote? Naravno da ne. Ali, nadam se da će vam neki od saveta ponuđenih u ovoj knjizi pomoći da stvorite svoj lični režim za negu i poboljšanje kvaliteta života. Knjiga je namenjena prvenstveno ženama, ali, ni muškarcima ne bi škodilo da makar malo zavire u nju.

Želim vam sreću, i živela vaša lepa budućnost!

D. M.

Sadržaj:

Mićiko Norimoto
TAJNE LEPOTE JAPANKI
Drugo prošireno i dopunjeno izdanje

Preveo i priredio:
Dragan Milenković

Izdavač:
Srpsko-japansko društvo „Beograd-Tokio"
Meše Selimovića, 13, 11160 Beograd

Urednik:
Predrag Mijatović

Grafički urednik:
Dragan Lazarević

Dizajn korice i prelom:
Dragan Lazarević

Ilustracije:
Irena

Za izdavača:
Predrag Mijatović

Tiraž:
500 primeraka

Štampa:
Grafičar, Užice

Narudžbine knjige na: 011-343-1294, 063-332-358
ili na srbija.japan@gmail.com

www.ingramcontent.com/pod-product-compliance
Lightning Source LLC
Chambersburg PA
CBHW070645290526
45790CB00001B/193